肝癌伴下腔静脉癌栓治疗

Treatment of Hepatocellular Carcinoma with Inferior Vena Cava Tumor Thrombus

主编

曾 勇　严茂林

编者（以姓氏汉语拼音为序）

白燕南	福建省立医院	田毅峰	福建省立医院
陈 捷	中山大学孙逸仙纪念医院	王 恺	南昌大学第二附属医院
陈 实	福建省立医院	王耀东	福建省立医院
陈 誉	福建省肿瘤医院	魏少明	福建省立医院
丁 杭	福建省立医院	吴 泓	四川大学华西医院
杜顺达	北京协和医院	吴嘉艺	福建省立医院
方主亭	福建省立医院	肖德贤	福建医科大学附属闽东医院
韩 涛	福建省立医院	严茂林	福建省立医院
侯佳舟	复旦大学附属中山医院	尹震宇	厦门大学附属中山医院
黄 龙	福建省立医院	曾 勇	四川大学华西医院
黄纪伟	四川大学华西医院	曾昭冲	复旦大学附属中山医院
黄嘉兴	四川大学华西医院	张志波	福建医科大学附属第一医院
李 秋	四川大学华西医院	周彦明	厦门大学附属第一医院
林 晶	福建省肿瘤医院	朱 波	四川大学华西医院
罗薛峰	四川大学华西医院	邹书兵	南昌大学第二附属医院
石 铮	福建医科大学附属第一医院		

人民卫生出版社

图书在版编目（CIP）数据

肝癌伴下腔静脉癌栓治疗 / 曾勇，严茂林主编.—
北京：人民卫生出版社，2019
ISBN 978-7-117-27910-9

Ⅰ.①肝… Ⅱ.①曾… ②严… Ⅲ.①肝癌 – 下腔静
脉 – 治疗 Ⅳ.①R735.705

中国版本图书馆 CIP 数据核字（2019）第 009399 号

| 人卫智网 | www.ipmph.com | 医学教育、学术、考试、健康，购书智慧智能综合服务平台 |
| 人卫官网 | www.pmph.com | 人卫官方资讯发布平台 |

肝癌伴下腔静脉癌栓治疗

主　　编：曾　勇　严茂林
出版发行：人民卫生出版社（中继线 010-59780011）
地　　址：北京市朝阳区潘家园南里 19 号
邮　　编：100021
E - mail：pmph @ pmph.com
购书热线：010-59787592　010-59787584　010-65264830
印　　刷：北京顶佳世纪印刷有限公司
经　　销：新华书店
开　　本：787×1092　1/16　　印张：9
字　　数：219 千字
版　　次：2019 年 4 月第 1 版　2019 年 4 月第 1 版第 1 次印刷
标准书号：ISBN 978-7-117-27910-9
定　　价：108.00元

打击盗版举报电话：010-59787491　E-mail：WQ @ pmph.com
（凡属印装质量问题请与本社市场营销中心联系退换）

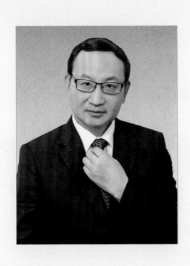

曾勇

医学博士、教授、博士生导师，现任四川大学华西医院副院长、四川大学华西医院肝脏外科研究室主任。现为中国抗癌协会胆道肿瘤专业委员会副主任委员、中国研究型医院学会转化医学分会副会长及消化外科专业委员会副主任委员、中华医学会外科学分会肝脏外科学组委员、中国医师协会外科医师分会机器人外科医师委员会常务委员、四川省医学会外科学专业委员会候任主任委员、中华医学会四川省肝病学会主任委员、四川省学术技术带头人、英国皇家外科学院会员。

致力于肝胆胰外科临床和基础研究，在肝胆胰肿瘤规范化治疗上有较高造诣，完成了许多高难度的肝胆胰肿瘤手术并取得了较好效果。2003年3月至2004年3月曾赴日本京都大学附属病院移植外科和肝胆外科研修活体肝移植和肝胆外科疾病。回国后帮助四川大学华西医院顺利开展活体肝移植手术，使四川大学华西医院活体肝移植处于国内领先地位。2008年任肝胆胰外科主任，擅长肝移植（活体、尸肝移植），对肝胆胰肿瘤的诊治，尤其是规范性治疗有独到的一面。完成肝癌伴下腔静脉癌栓10余例，具有丰富的诊治经验。从事肝胆胰外科医疗、教学、科研30余年，先后获教育部科技进步一等奖1次、二等奖1次，华夏科技奖一等奖1次，中华医学科学技术进步奖三等奖2次，四川省科技进步一等奖2次，发表SCI论文40余篇。

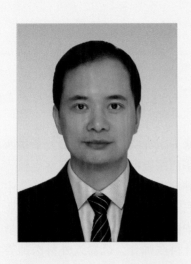

严茂林

　　1974年9月出生于江西省。博士、主任医师、副教授、硕士研究生导师。2006年获四川大学华西临床医学院外科学博士学位，师从著名肝脏外科专家严律南教授。同年作为福建省引进人才进入福建省立医院肝胆外科工作。现为福建省医学会外科学分会青年委员会副主任委员、中国医师协会微无创医学专业委员会肝胆外科学组委员、中国医师协会内镜医师分会腹腔镜青年医师委员会委员、福建省医学会外科学分会快速康复学组委员、福建省医学会器官移植学分会委员、福建省医学会肝病学分会门静脉高压学组委员。

　　从1998年起从事肝胆胰外科临床与基础研究，特别是在肝胆胰疾病的微创治疗方面有一定的造诣。2012年率先完成福建省首例肝癌伴下腔静脉癌栓的手术治疗，至今已完成13例，使福建省立医院成为国内实施该类手术超过10例的少有几家单位之一。先后两次获得福建省肝胆外科中青年手术视频比赛第一名，2015年美刀手术视频大赛（腹腔镜组）全国总决赛第二名。主持福建省科技厅自然科学基金项目5项，福建省卫生厅课题3项。发表SCI收录论文5篇，CSCD收录论文10余篇。担任《中国普外基础与临床杂志》编委、《中华消化外科杂志》特邀审稿专家和《创伤与急诊电子杂志》通讯编委。

众多肝癌诊治指南认为肝癌伴下腔静脉癌栓已是晚期，不适合手术治疗。原因有二：一方面，肝癌伴下腔静脉癌栓手术复杂且风险大，术中癌栓容易脱落导致患者死亡；另一方面，术后容易复发，手术疗效较差。随着外科技术的发展及围术期管理水平的提高，国内外一些大的肝癌中心，例如四川大学华西医院和福建省立医院，陆续开展了肝癌伴下腔静脉癌栓的手术治疗，并取得了不错疗效，甚至还有不少长期无瘤生存的病例。这说明选择合适病例进行手术治疗能延长肝癌伴下腔静脉癌栓患者的生存时间，改善其生活质量。不仅是手术治疗，选择合适的非手术治疗，如靶向治疗、放射治疗、射频、粒子植入、介入治疗等，控制疾病发展的同时部分患者还可以获得二期手术，甚至痊愈的机会。这无疑给肝癌伴下腔静脉癌栓患者的治疗带来了技术和理念的变革。

本书的特点是提出肝癌伴下腔静脉癌栓的新分型，以文字结合手术图片的方式，系统阐述了每一种分型及对应的手术方法，让肝胆外科医生很形象地理解该分型、手术方法以及每种手术方法的关键步骤。该专著结合四川大学华西医院、福建省立医院、上海中山医院、中山大学附属孙逸仙医院、厦门市第一医院等多家大医院肝癌伴下腔静脉癌栓的诊治经验，参考国内外最新研究进展，详细阐述了肝癌伴下腔静脉癌栓的治疗方法及其疗效。

我很高兴为此书作序，并将其推荐给从事肝癌诊治的临床医务工作者。我相信这本书的出版，必定会提高我国肝癌伴下腔静脉癌栓的诊治水平，让更多的患者从中获益。

四川大学华西医院普外科主任
肝脏移植中心主任

2018 年 5 月

　　肝癌伴下腔静脉癌栓发病率低，治疗方法不统一，临床研究较少，其诊治尚存在许多问题亟待解决，如分型、手术与非手术治疗的疗效等。虽然越来越多文献报道手术治疗肝癌伴下腔静脉癌栓可以获得较好的姑息性治疗效果，但仍还存在争议，需要大宗病例研究进一步证实。争议的关键是如何选择合适的病例进行手术治疗，方能获得较好的手术疗效。

　　本书不仅从影像学上阐述了下腔静脉癌栓的起源部位，而且还从病理学角度阐述其发生发展过程，内容翔实，图文并茂。详细讲述了下腔静脉癌栓的动脉血供特点，为提高动脉栓塞化疗治疗肝癌伴下腔静脉癌栓的疗效奠定基础。此外，书中提出肝癌伴下腔静脉癌栓的新分型、针对不同分型采用不同手术方法，并用图片的方式予以展示，让读者一目了然，记忆深刻。特别是提出肝静脉下型，术中只需要阻断肝后下腔静脉，不需要阻断入肝和出肝血流，有利于维持血流动力学稳定，减少术后并发症。有了统一的分型标准后，能对各种治疗方法的疗效作出客观评价，更有利于开展前瞻性对照研究。

　　我认为两位主编做了一件很有意义的工作，对推动我国肝癌伴下腔静脉癌栓诊断与治疗水平的提高具有重要意义。我很高兴为此书作序，向从事肝癌临床与基础研究的工作者推荐这本书，并深信这本书将促进我国肝癌伴下腔静脉癌栓手术方法的标准化和规范化。

中国科学院院士
华中科技大学附属同济医院外科系主任

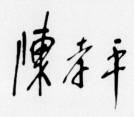

2018 年 5 月

　　肝癌伴下腔静脉癌栓患者的自然生存时间只有 1 ~ 5 个月，在疾病晚期往往合并腹水、黄疸、双下肢水肿、疼痛等随时面临着癌栓脱落猝死的风险。如何延长肝癌伴下腔静脉癌栓患者的生存时间，尤其是改善患者生活质量，一直是困扰肝胆外科医生的难题。

　　长期以来，肝癌伴下腔静脉癌栓被国内外肝癌诊治指南列为手术禁忌证。随着外科技术的进步和对肝癌肿瘤生物学行为认识的加深，笔者有针对性地选择一些肝癌伴下腔静脉癌栓病例进行手术治疗。第 1 例患者是位 40 多岁的农村妇女，左肝细胞癌伴下腔静脉癌栓形成，癌栓已超过膈肌水平但未进入右心房。我们为制订手术方案查阅了大量文献，中文文献仅有几篇文章对手术方法进行了文字描述，外文文献也只有零星几篇报道，关键是手术图片甚少，这让我们萌生了编写一本肝癌伴下腔静脉癌栓治疗相关专著的想法。近年来四川大学华西医院和福建省立医院陆续开展外科手术治疗了 33 例肝癌伴下腔静脉癌栓患者，其中 8 例患者至今仍无瘤生存，存活时间最长为 72 个月，这说明选择合适病例行手术治疗能明显延长患者的生存时间。因此肝癌伴下腔静脉癌栓的治疗理念亟待更新。如何筛选合适病例进行手术治疗是我们重点研究课题，也希望把我们的治疗方法、经验教训、新的理念呈现给同行。目前，肝癌伴下腔静脉癌栓的综合治疗已取得长足的进步，特别是介入治疗和放射治疗有望使患者生存获益，我们也将这部分研究结果整理呈现给读者。

　　《肝癌伴下腔静脉癌栓治疗》一书是四川大学华西医院肝脏外科和福建省立医院肝胆外科等单位关于该疾病临床工作的总结，同时回顾了国内外最新研究成果。全书共分为 13 章，主要针对肝癌伴下腔静脉癌栓提出了分型标准，详细描述了每一种分型的手术方法并绘制手术图片；系统地阐述了肝癌伴下腔静脉癌栓的发生机制、手术适应证、禁忌证及围术期管理等手术治疗经验；以及非手术治疗的最新进展及其疗效。

该书适合从事肝癌临床与基础研究的肝胆外科、消化内科、肿瘤内科、影像科、放疗科、介入科等专科医师以及相关专业研究生，尤其适合高年资外科医生参阅。希望本书为已经开展和将要开展肝癌伴下腔静脉癌栓手术治疗的医生提供参考，也期望为今后改进手术方式、探索新的治疗方法奠定基础。

感谢严律南教授和陈孝平院士百忙之中为该书作序！感谢四川大学华西医院廖明恒博士，福建省立医院陈志江、游燊、陈忠、周松强、邱福南、赖智德、吴颖、陈秋旸、齐娟、赖宝春等医护人员及厦门大学附属第一医院王双佳医师的帮助与支持！感谢福建省立医院林春锦医生为本书精心绘图！感谢家人的支持与帮助！

由于编者水平、技术有限，定有不足之处，恳请各位同道批评和指正。我们的邮箱 zengyong@medmail.com.cn 和 yanmaolin74@163.com。

2018 年 5 月 20 日

目录

第一章 肝静脉及下腔静脉的解剖

第一节 **肝静脉解剖结构** 1
一、右肝静脉 1
二、中肝静脉 2
三、左肝静脉 3
四、肝短静脉 3
五、副肝右静脉 3

第二节 **下腔静脉解剖结构** 4
一、腹腔段下腔静脉 4
二、胸腔段下腔静脉 5
三、几个重要的解剖结构 6

第二章 肝癌伴下腔静脉癌栓的形成

第一节 **肝癌伴下腔静脉癌栓起源的部位及途径** 9
一、下腔静脉癌栓起源的部位及途径 9
二、右心房癌栓起源的部位及途径 15

第二节 **肝癌伴下腔静脉癌栓的病理特征及血供** 15
一、下腔静脉癌栓的病理特征 15
二、下腔静脉癌栓的血供来源 16

第三章 肝癌伴下腔静脉癌栓的诊断

第一节 **肝癌伴下腔静脉癌栓的临床表现** 19
一、症状 19
二、体征 19
三、并发症 20

第二节　肝癌伴下腔静脉癌栓的实验室检查 20

　　一、甲胎蛋白 20

　　二、甲胎蛋白异质体 20

　　三、磷脂酰肌醇蛋白聚糖 3 21

　　四、维生素 K 缺乏或拮抗剂诱导的蛋白质 Ⅱ 21

　　五、高尔基复合体蛋白 73 21

　　六、微小 RNA 21

第三节　肝癌伴下腔静脉癌栓的影像学检查 22

　　一、彩色多普勒超声 22

　　二、计算机断层扫描 22

　　三、磁共振成像 23

　　四、肝动脉造影 25

　　五、正电子发射断层显像 25

　　六、下腔静脉造影 25

　　七、经食管超声心动图 25

第四节　肝癌伴下腔静脉癌栓的诊断 25

　　一、诊断 25

　　二、鉴别诊断 26

第四章　肝癌伴肝静脉 / 下腔静脉癌栓的分型

第一节　肝细胞性肝癌的分期研究 28

　　一、国外分期系统 28

　　二、国内分期系统 31

第二节　肝癌伴肝静脉 / 下腔静脉癌栓的分型 32

　　一、肝癌伴肝静脉癌栓的分型 32

　　二、肝癌伴下腔静脉癌栓的分型 34

　　三、肝癌伴肝静脉 / 下腔静脉癌栓分型的意义 36

第五章　肝癌伴肝静脉癌栓的手术治疗

第一节　肝癌伴肝静脉癌栓的适应证和禁忌证 38

　　一、手术适应证 38

　　二、手术禁忌证 38

第二节　**肝癌伴肝静脉癌栓的手术方法** ………………………… **39**

一、Ⅰ型肝癌伴肝静脉癌栓的手术方法 ………… 39

二、Ⅱ型肝癌伴肝静脉癌栓的手术方法 ………… 39

三、Ⅲ型肝癌伴肝静脉癌栓的手术方法 ………… 40

第三节　**肝癌伴肝静脉癌栓的术中注意事项** ……………… **40**

一、肝静脉分离技巧及阻断方法 ………………… 40

二、术中出血原因及控制 ………………………… 41

三、保证足够的切缘 ……………………………… 43

第六章　肝癌伴下腔静脉癌栓的手术治疗

第一节　**肝癌伴下腔静脉癌栓的手术适应证和禁忌证** **45**

一、手术适应证 …………………………………… 45

二、手术禁忌证 …………………………………… 45

第二节　**肝癌伴下腔静脉癌栓的手术方法** ……………… **46**

一、肝静脉下型（Ⅰa型） ……………………… 46

二、肝上膈下型（Ⅰb型） ……………………… 48

三、膈上型（Ⅱ型） ……………………………… 49

四、心内型（Ⅲ型） ……………………………… 50

五、转型处理 ……………………………………… 50

第三节　**肝癌伴下腔静脉癌栓手术治疗的辅助技术** …… **52**

一、体外循环 ……………………………………… 52

二、下腔静脉滤器 ………………………………… 53

三、球囊导管阻断技术 …………………………… 53

四、Foley 导尿管 ………………………………… 54

五、下腔静脉处理方法 …………………………… 54

第四节　**经腹腔显露膈上下腔静脉的方法** ……………… **55**

一、横行切开心包底部膈肌 ……………………… 55

二、环形离断膈肌中心腱 ………………………… 56

三、经膈肌心包窗 ………………………………… 57

四、纵向切开膈肌 ………………………………… 57

五、经心包与膈肌汇合处分离切开膈肌 ………… 57

第七章　肝癌伴下腔静脉癌栓的围术期管理

第一节　**肝癌伴下腔静脉癌栓的可切除性评估** …………… **62**
　　一、术前可切除性评估 …………………………………… 62
　　二、术中可切除性评估 …………………………………… 63

第二节　**肝癌伴下腔静脉癌栓的术中注意事项** …………… **63**
　　一、无瘤技术 ……………………………………………… 63
　　二、术中出血控制 ………………………………………… 63
　　三、肝脏病灶与下腔静脉癌栓先后处理顺序 ………… 64
　　四、全肝血流阻断技术 …………………………………… 64

第三节　**经食管超声心动图在肝癌伴下腔静脉癌
　　　　栓围术期的应用** …………………………………… **65**
　　一、经食管超声心动图的适应证和禁忌证 …………… 65
　　二、术前诊断与评估 ……………………………………… 65
　　三、术中监测 ……………………………………………… 66
　　四、术后监测 ……………………………………………… 67

第四节　**肝癌伴下腔静脉癌栓术中并发症的防治** …………… **67**
　　一、术中低血压的防治 …………………………………… 67
　　二、术中静脉空气栓塞的防治 ………………………… 68
　　三、术中癌栓脱落的防治 ………………………………… 69

第五节　**肝癌伴下腔静脉癌栓术后处理** …………………… **70**
　　一、术后一般处理 ………………………………………… 70
　　二、术后伴随疾病的处理 ………………………………… 71

第六节　**肝癌伴下腔静脉癌栓术后并发症的防治** …………… **72**
　　一、肝切除术后腹腔内出血的防治 …………………… 72
　　二、肝切除术后胆漏的防治 ……………………………… 73
　　三、肝切除术后肝功能衰竭的防治 …………………… 74

第八章　肝癌伴肝静脉／下腔静脉癌栓的手术疗效

第一节　**肝癌伴肝静脉癌栓的手术疗效** …………………… **79**
　　一、手术切除治疗 ………………………………………… 79
　　二、肝动脉栓塞化疗与手术治疗的比较 ……………… 80

第二节　　**肝癌伴下腔静脉癌栓的手术疗效** ·············· **80**

一、手术切除治疗 ·············· 80

二、手术切除与全身化疗的比较 ·············· 81

第三节　　**肝癌伴肝静脉/下腔静脉癌栓的降期治疗** **81**

一、肝动脉栓塞化疗 ·············· 81

二、粒子放疗 ·············· 82

三、靶向治疗 ·············· 82

第四节　　**肝癌伴肝静脉/下腔静脉癌栓术后**
　　　　　复发的治疗 ·············· **83**

一、复发部位 ·············· 83

二、治疗方法 ·············· 83

第九章　肝癌伴下腔静脉癌栓的介入治疗

第一节　　**经导管肝动脉化疗栓塞术的机制** ·············· **86**

一、经导管肝动脉化疗栓塞术 ·············· 86

二、药物洗脱微球 ·············· 87

第二节　　**经导管肝动脉化疗栓塞术的适应证与禁忌证** **87**

一、基本原则 ·············· 87

二、适应证 ·············· 87

三、禁忌证 ·············· 87

第三节　　**经导管肝动脉化疗栓塞术的疗效** ·············· **87**

一、肝癌伴下腔静脉癌栓的血供特点 ·············· 87

二、经导管肝动脉化疗栓塞术的疗效 ·············· 88

第四节　　**以经导管肝动脉化疗栓塞术为主的综合治疗** **89**

一、经导管肝动脉化疗栓塞术联合手术治疗 ····· 89

二、经导管肝动脉化疗栓塞术联合放疗 ·············· 90

三、经导管肝动脉化疗栓塞术联合下腔静脉
　　支架置入 ·············· 90

第五节　　**经皮微波消融术** ·············· **92**

第十章 肝癌伴下腔静脉癌栓的全身化疗

第一节　**化疗的适应证与禁忌证** ·········· **95**

第二节　**常用化疗药物及作用机制** **95**

一、铂类 ············ 95

二、抗代谢类 ············ 96

三、抗生素类 ············ 96

四、其他类 ············ 97

第三节　**化疗的疗效** ············ **97**

一、单药化疗 ············ 97

二、联合化疗 ············ 97

三、以化疗为主的综合治疗 ············ 97

第十一章 肝癌伴下腔静脉癌栓的放射治疗

第一节　**肝癌伴下腔静脉癌栓外放疗的疗效** ·········· **101**

一、外放疗的适应证与禁忌证 ·········· 101

二、外放疗的照射靶区、剂量和技术 ·········· 102

三、外放疗的疗效 ·········· 103

第二节　**肝癌伴下腔静脉癌栓内放疗的疗效** ·········· **105**

第十二章 肝癌伴下腔静脉癌栓的靶向治疗

第一节　**靶向药物的作用机制及疗效评价** ············ **109**

一、靶向药物作用机制 ············ 109

二、靶向治疗疗效评价 ············ 111

第二节　**肝癌靶向治疗** ············ **112**

第三节　**以靶向药物为主的综合治疗** ············ **113**

一、靶向治疗联合手术治疗 ············ 113

二、靶向治疗联合放射治疗 ············ 114

三、靶向治疗联合介入治疗 ············ 114

第十三章 肝癌伴下腔静脉癌栓的免疫治疗

第一节　**肿瘤免疫治疗** ………………………………………… **119**

第二节　**肝癌免疫治疗策略** …………………………………… **120**

一、过继细胞免疫治疗 ………………………………… 120

二、肿瘤疫苗 …………………………………………… 121

三、免疫检查点阻断剂 ………………………………… 123

四、存在问题与展望 …………………………………… 124

索引 …………………………………………………………… **128**

第一章
肝静脉及下腔静脉的解剖

外科医师实施肝切除时,往往更关注于门静脉的解剖与保护,对肝静脉的关注较少。早期主要通过尸体解剖和肝脏铸型标本对肝静脉进行研究,但尸体来源困难和肝脏铸型标本缺乏立体感限制了人们对肝静脉的认识。随着影像学技术的进步,特别是 CT 和 MRI 血管成像技术的发展,为外科医师提供了详尽真实的肝内血管全貌,有助于实施精准肝切除,减少术后并发症。

第一节　肝静脉解剖结构

肝门静脉和肝动脉的血液在肝血窦内混合后,先汇入中央静脉,再汇入小叶间静脉。小叶间静脉汇合形成左、中、右肝静脉和肝短静脉,分别经过第二肝门和第三肝门注入下腔静脉。三支肝静脉注入下腔静脉的方式可以不同,最常见的方式是右肝静脉单独注入下腔静脉,中肝静脉和左肝静脉汇合后注入下腔静脉。也可以三支肝静脉分别单独注入下腔静脉。

一、右肝静脉

右肝静脉是肝静脉中最长的一条,主干行走于右叶间裂内,经第二肝门注入下腔静脉右前壁,主要收集右后叶(Ⅵ段,Ⅶ段)的静脉血,也回收部分肝右前叶(Ⅴ段、Ⅷ段)的静脉血(图 1-1)。

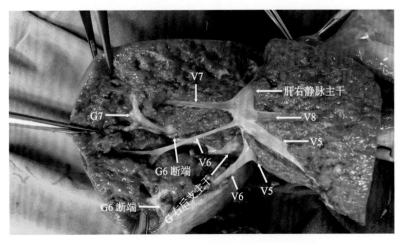

图 1-1　右肝静脉及其属支(张彤解剖摄影)

有学者根据右肝静脉的形态及引流情况将其分为4型：Ⅰ型：单一右肝静脉主干，有多支属支汇入，其中Ⅶ段静脉支在右肝静脉根部汇入下腔静脉，此型约占20%；Ⅱ型：由Ⅴ段、Ⅵ段的静脉属支和Ⅵ段、Ⅶ段的静脉属支汇合而成的右肝静脉主干，其中Ⅶ段静脉属支紧靠肝静脉根部注入右肝静脉主干，此型约占40%。Ⅲ型：远端由2支静脉属支汇合而成，途中收集Ⅴ段、Ⅵ段静脉支和Ⅷ段的静脉属支，Ⅶ段静脉支单独汇入主干，此型约占25%。可以分为Ⅲa和Ⅲb型。Ⅲa型：2支静脉属支分别来自Ⅴ段、Ⅷ段和Ⅵ段、Ⅶ段，汇合成右肝静脉。Ⅲb型：右肝静脉由分别来自Ⅶ段、Ⅴ段和Ⅷ段、Ⅵ段三支静脉属支汇合而成。Ⅳ型：右肝静脉由分别来自Ⅶ段和Ⅷ段的静脉属支汇合而成，同时存在较粗而又恒定的副肝右静脉，此型约占15%。

二、中肝静脉

中肝静脉始于Ⅳ段下部静脉支与Ⅴ段静脉支，主干行走于肝中裂的深部，收集左肝内叶大部分、Ⅴ段和Ⅷ段的静脉血，汇入下腔静脉的左前壁（图1-2）。当中肝静脉存在变异时，也可引流部分Ⅵ段和Ⅲ段的静脉血。少数中肝静脉起始部紧贴胆囊床，胆囊切除术容易损伤导致大出血。中肝静脉可以直接汇入下腔静脉，或与左肝静脉共干汇入下腔静脉。

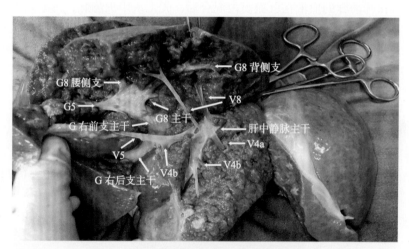

图1-2　中肝静脉及其属支（张彤解剖摄影）

根据中肝静脉的形态及引流情况将其分为3型：Ⅰ型：由起源于Ⅳ段下部和Ⅴ段的大小相等的2支静脉构成主干，收集Ⅳ段上部和Ⅷ段的静脉血汇入左肝静脉/下腔静脉，约占59%；Ⅱ型：呈单一主干，收集Ⅳ段、Ⅴ段、Ⅷ段的静脉血，约占23%；Ⅲ型：形态上与Ⅰ型类似，但静脉支深入到Ⅵ段，约占18%。

Neumann等对中肝各段的肝静脉回流进行了分析。肝Ⅷ段静脉血通常由中肝静脉和右肝静脉各引流50%。38.6%～74%Ⅴ段静脉血由中肝静脉引流，22.7%～52.4%由右肝静脉引流。Ⅳa段90%以上由中肝静脉引流。Ⅳb段约25%由左肝静脉引流，约75%由中肝静脉引流。

三、左肝静脉

左肝静脉收集肝左外叶（Ⅱ段和Ⅲ段）和部分左肝内叶的静脉血，在第二肝门处开口于下腔静脉的左前壁。主要属支有左后缘支、左上支、左叶间支及左内叶支（图1-3）。

Reichert 等将左肝静脉分为 3 型：Ⅰ型：Ⅱ段和Ⅲ段静脉支在脐裂处汇合为左肝静脉主干，主干沿途接收Ⅳ段上部静脉支，约占 73%；Ⅱ型：Ⅱ段和Ⅲ段静脉支沿途接收小的Ⅳ段上部静脉支，在接近第二肝门处才汇合为左肝静脉，约占 14%；Ⅲ型：呈单一主干，汇集细小的Ⅱ段和Ⅲ段静脉支，不接收Ⅳ段静脉支，约占 13%。

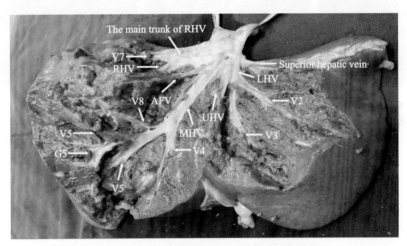

图 1-3　左肝静脉及其属支（张彤解剖摄影）

四、肝短静脉

肝脏的静脉回流除了上述三大肝静脉，还有肝短静脉。肝短静脉是收集肝右后叶脏面和尾状叶的一些小静脉的总称，约 3 ~ 10 支，在肝后面直接汇入下腔静脉，因此将它们的汇入处称第三肝门。与 3 条主肝静脉相比，其行程很短，通称为肝短静脉，又称肝小静脉、肝背静脉。根据在下腔静脉上的开口部位，肝短静脉可分为右侧组和左侧组。右侧组常称为肝右后静脉，又称为副肝右静脉，主要引流肝 Ⅴ段和Ⅵ段的静脉血。左侧组为尾状叶静脉，主要引流尾状叶静脉血，开口于下腔静脉肝后段的左前壁，尤其是中间 1/2 段。

五、副肝右静脉

副肝右静脉，又称为肝右后静脉，是其中较为粗大的肝短静脉，引流肝右后叶下段的静脉血，甚至部分Ⅴ段静脉血，经第三肝门注入肝后下腔静脉右侧壁（图1-4）。副肝右静脉的发生率为 6% ~ 100%，其直径与右肝静脉直径成反比，右肝静脉越小，副肝右静脉越大。副肝右静脉可以分为 3 组：①肝右后上静脉，引流肝Ⅶ段上部的静脉血，汇入下腔静脉的右后壁或后壁；②肝右后中静脉，引流肝Ⅶ段中部近下腔静脉处的静脉血；③肝右后下静脉，引流Ⅵ段和Ⅶ段下部的静脉血。

副肝右静脉具有重要的意义。首先，在一些极限肝切除术中，副肝右静脉的存在有利于保留未被侵犯的肝组织，从而避免了肝功能衰竭的发生。例如肿瘤侵犯Ⅶ、Ⅷ、Ⅴ段，行右半肝切除可能引起术后肝功能衰竭，右肝静脉被切除后副肝右静脉的存在使保留Ⅵ段切除成为可能，减少术后肝功能衰竭的发生。其次，肝移植术中供肝血管重建。供肝中直径大于 0.5cm 的副肝右静脉必须重建，以减轻供肝淤血。另外，Budd-Chiari 综合征主要根据下腔静脉和肝静脉的闭塞及狭窄情况分型，副肝右静脉的存在使 Budd-Chiari 综合征的分型更有利于治疗。

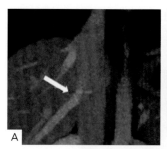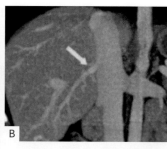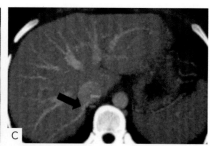

图 1-4　副肝右静脉
引流来自Ⅴ段（A）、Ⅵ段（B）和Ⅶ段（C）的血流

第二节　下腔静脉解剖结构

　　下腔静脉（inferior vena cava，IVC）是人体最大的静脉，收集腹部、盆部和下肢的静脉血。下腔静脉由左、右髂总静脉平第 4、5 腰椎前方汇合而来，沿腹主动脉右侧、脊柱右前方上行，经肝的腔静脉沟后，向上穿过膈肌下腔静脉裂孔后进入胸腔，最后穿心包注入右心房。以膈肌为界，膈肌以下为腹腔段下腔静脉，膈肌以上为胸腔段下腔静脉。腹腔段下腔静脉可分为肝上下腔静脉、肝后下腔静脉、肝下下腔静脉（图 1-5）。

一、腹腔段下腔静脉

　　自左右髂总静脉汇合处至膈肌腔静脉孔为腹腔段下腔静脉，其属支可分为壁支和脏支。壁支包括膈下静脉和腰静脉，右膈下静脉在膈肌裂孔处汇入肝上下腔静脉，左膈下静脉可以汇入肝上下腔静脉、左肝静脉或左肝中肝静脉共干。4 对腰静脉自下而上逐渐汇入腹腔段下腔静脉。脏支包括：肾上腺静脉、肾静脉、生殖静脉（睾丸/卵巢静脉）、肝静脉等。其中右生殖静脉、右肾上腺静脉、肾静脉汇入肝下下腔静脉，左生殖静脉及左肾上腺静脉汇入左肾静脉；肝静脉汇入肝上下腔静脉。髂总静脉在骶髂关节前方由髂内静脉和髂外静脉汇合而成。髂内静脉主要收集盆部的静脉，包括脏支和壁支。脏支，与同名的动脉伴行，包括直肠下静脉、阴部内静脉、子宫静脉。壁支包括臀上静脉、臀下静脉、闭孔静脉、骶外侧静脉等。髂外静脉是股静脉的直接延续，其属支包括腹壁下静脉和旋髂深静脉。

　　（一）肝上下腔静脉
　　肝上膈下段下腔静脉即右肝静脉上缘至膈肌之间的下腔静脉，长度变异偏大，为 11.4±5.7（0～18.2）mm，其中 84.4% 长度超过 10mm。右膈下静脉在膈肌裂孔处注入肝上下腔静脉，左膈下静脉也常汇入此段下腔静脉，少数注入左肝静脉或肝左、中肝静脉共干。只要肝上下腔静脉长度在正常范围内，肝上下腔静脉阻断是安全可行的。如果肝上下腔静脉过短，也可通过游离腔静脉裂孔或切开膈肌进入心包内阻断下腔静脉。

（二）肝后下腔静脉

肝后下腔静脉即右肝静脉上缘至肝下缘间的下腔静脉，长度为（63±12）mm。其中肝静脉与右肾上腺静脉注入下腔静脉处之间的距离，长度为（46.8±10.1）mm；右肾上腺静脉上缘至肝右后下静脉上缘之间的距离，长度为（14.2±10）mm。肝静脉与右肾上腺静脉注入下腔静脉处之间的下腔静脉基本无肝短静脉，这也是我们可以选择此处行下腔静脉阻断的原因。

（三）肝下下腔静脉

肝下下腔静脉即肝下缘以下的下腔静脉，以肾静脉为界限分为两部分。肝下缘至肾静脉的下腔静脉长度为（23±9）mm。因此，在肾静脉上方阻断肝下下腔静脉是安全可行的。肾静脉水平以下下腔静脉主要由左右髂总静脉汇合而成，收集下肢及盆腔的血液。

二、胸腔段下腔静脉

自膈肌腔静脉孔至右心房下腔静脉入口处为胸腔段下腔静脉，又称心包内段。该段长度为24±8（11.3～38）mm，此段下腔静脉无属支。可经腹切开膈肌或经胸于心包内或心包外游离。肝癌伴下腔静脉癌栓患者的癌栓进入胸腔段下腔静脉，可以经腹切开膈肌显露该段下腔静脉，于癌栓近心端予以阻断，避免开胸手术。

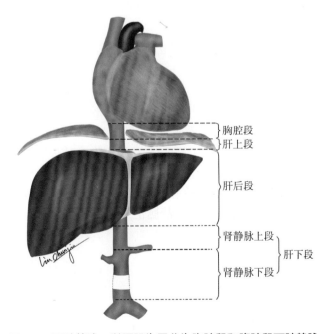

图 1-5　**下腔静脉，以膈肌为界分为胸腔段和腹腔段下腔静脉**

5

三、几个重要的解剖结构

（一）肝静脉裂隙

右肝静脉和左肝、中肝静脉共干在肝外部分的裂隙，称为肝静脉裂隙。右肝静脉和左肝中肝静脉共干根部稍隆起，其间形成凹陷，我们称之为肝静脉陷窝，即为肝静脉裂隙的标志。肝静脉裂隙长约 1.5 ~ 2.0cm，宽为 1.0 ~ 1.5cm，其前方为Ⅷ肝段，后方为肝后下腔静脉前壁，其间为致密的结缔组织，其下方紧接着是肝与肝后下腔静脉前壁间的疏松结缔组织。

解剖肝静脉裂隙。首先，锐性解剖肝静脉陷窝间的致密结缔组织是完成解剖肝静脉裂隙的关键，然后再紧靠右肝静脉根部向下作钝性分离，有突破感后即完成。临床上肝静脉裂隙常应用于肝静脉阻断、绕肝提拉及背驮式肝移植等。

（二）肝后下腔静脉前间隙

肝后下腔静脉前间隙是位于肝背侧下腔静脉窝和下腔静脉之间的一段相对少血管区，为一潜在性间隙。2001 年 Belghiti 等首先提出肝后下腔静脉前间隙的概念。肝尾状叶背侧下腔静脉的第一支肝短静脉，即肝右下静脉左侧，至肝静脉陷窝的距离即为肝后下腔静脉前间隙的长度。该间隙长度约为 4.8 ~ 6.5cm，肝后下腔静脉前壁相对无血管区最小宽度为 0.8 ~ 1.5cm。

解剖肝后下腔静脉前间隙。离断肝圆韧带和肝镰状韧带，解剖第二肝门，显露并解剖肝静脉陷窝，锐性分离之间的结缔组织，紧贴右肝静脉向下钝性分离，有突破感后停止。向左上提拉肝十二指肠韧带，显露肝下下腔静脉，切开尾状叶与下腔静脉间的腹膜返折，沿下腔静脉前面向肝静脉陷窝方向分离，分离肝与下腔静脉之间的疏松结缔组织，遇有肝短静脉予以离断，直至与肝静脉陷窝相通，形成肝后隧道，然后通过隧道置入绕肝提拉带。在行右半肝切除过程中，可经此间隙建立肝后隧道，放置绕肝提拉带，有助于控制术中出血和引导断肝方向。

（三）肝下腔静脉韧带

肝下腔静脉韧带又称 Makuuchi 韧带，位于肝后下腔静脉中上 1/3 处，将右肝裸区充分游离后，肝脏与下腔静脉结合部即可看见此韧带。起自肝右叶，绕过下腔静脉右侧壁和后壁，至左侧壁与左侧尾状叶相连（图 1-6）。右半肝切除术时必须离断 Makuuchi 韧带后，方可显露右肝静脉的右侧壁和下缘，然后予以阻断或切除。

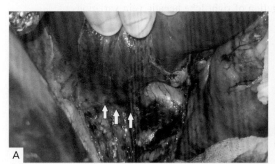

图 1-6　下腔静脉韧带，白色箭号所示

（四）肝静脉韧带

肝静脉韧带又称 Arantius 韧带，是胎儿时期连接门静脉与下腔静脉的静脉导管，出生后萎缩形成肝静脉韧带。外科医生 Arantius 于 1564 年首次描述。其头侧端位于尾状叶上缘与下腔静脉左外侧和 Ⅱ 肝段上缘之间，大多数附着处主要在左肝静脉背侧，但也有附着左肝静脉与中肝静脉共干或下腔静脉左侧壁。其尾侧端均附着门静脉的角部。

左半肝切除时，于尾状叶头侧附近切断肝静脉韧带，向头侧牵拉，就可以显露下腔静脉左侧壁和左肝静脉，分离出左肝静脉与中肝静脉共干，予以阻断或切除。左肝静脉肝外段过短时不宜采用此方法。利用 Arantius 韧带显露左肝静脉的方法是安全的。

（曾　勇　严茂林　朱　波　吴　泓　黄纪伟）

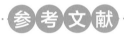

参考文献

1. De Ceeehis L, Hribernik M, Ravnik D, et al. Anatomical variations in the pattern of the right hepatic veins: possibilities for type classification. J Anat, 2000, 197(pt 3):487-493.

2. Neumann JO, Thorn M, Fischer L, et al. Branching patterns and drainage territories of the middle hepatic vein in computer simulated right living-donor hepatectomies. Am J Transplant, 2006,6(6): 1407-1415.

3. Onodera Y, Omatsu T, Nakayama J, et al. Peripheral anatomic evaluation using 3D CT hepatic venography in donors：significance of peripheral venous visualizatiou in living- donor liver transplantation. AJR AM J Roentgenol, 2004, 183(4):1065-1070.

4. Reichert PR, Renz JF, D'Albuquerque LA, et al. Surgical anatomy of the left lateral segment as applied to living-donor and splitliver transplantation: a clinicopathologic study. Ann Surg, 2000, 232(5):658-664.

5. Shen B, Zhang Q, Wang X,et al．Development of a canine model with diffuse hepatic vein obstruction(Budd-Chiari syndrome) via endovascular occlusion. Mol Med Rep, 2014,9(2):607-613.

6. 邓新, 谭德明, 钟永福, 等. 肝静脉重建术在肝切除中的应用. 中国普通外科杂志,2014, 23(1): 95-101.

7. 牛朝诗, 韩卉, 耿小平. 下腔静脉与肝静脉的外科应用解剖. 肝胆外科杂志,1996, 4(1):36-39.

8. Kalaycı TÖ, Kutlu R, Karasu S, et al. Investigation of right lobe hepatic vein variations of donor using 64-detector computed tomography before living donor liver transplantation．Turk J Gastroenterol, 2014,25(S1):9-14.

9. Jegadeesan M,Goyal N,Gupta S．Middle hepatic vein bleed during donor hepatectomy: technique for safe practice. J Clin Exp Hepatol,2017,7(4): 376-377.

10. Pineda-Solís K, Paskar D, Tun-Abraham M, et al. Expanding the limits of resectability: associating liver partition and portal vein ligation for staged hepatectomy (ALPPS) using monosegment 6, facilitated by an inferior right hepatic vein. J Surg Oncol, 2017,115(8): 959-962.

11. Ito K, Akamatsu N, Tani K, et al. Reconstruction of hepatic venous tributary in right liver living

donor liver transplantation: the importance of the inferior right hepatic vein.Liver Transpl,2016,22(4): 410-419.

12. Schwarz L, Hamy A, Huet E, et al. Large inferior right hepatic vein preserving liver resection. J Visc Surg, 2017,154(1):65-67.

13. Cho A, Yamamoto H, Kainuma O, et al. Arantius' ligament approach for the left extrahepatic Glissonean pedicle in pure laparoscopic left hemihepatectomy. Asian J Endosc Surg, 2012, 5(4):187- 190.

第二章
肝癌伴下腔静脉癌栓的形成

肝细胞性肝癌（hepatocellular carcinoma，HCC）恶性程度高，具有高度血管侵袭特性。HCC 癌栓大多数在门静脉系统形成，少数在肝静脉系统形成，在肝静脉系统形成的癌栓，可进一步延伸至下腔静脉（inferior vena cava，IVC）和（或）右心房（right atrium，RA）。HCC 合并肝静脉癌栓（hepatic vein tumor thrombus，HVTT）、下腔静脉癌栓（inferior vena cava tumor thrombus，IVCTT）或右心房癌栓（right atrium tumor thrombus，RATT）的总体发病率并不高，HCC 患者尸检发病率显示，门静脉癌栓（portal vein tumor thrombus，PVTT）26% ~ 80% 不等，HVTT 11% ~ 23% 不等，IVCTT 9% ~ 26% 不等，RATT 2.4% ~ 6.3% 不等。一组来自日本的 HCC 资料显示：HCC 伴 RATT 的影像学检查阳性率达 2.9% 左右，手术中发现率约 0.7%。在 HCC 伴 IVCTT 或 RATT 病例中，同时合并 PVTT 的比例较高。

第一节　肝癌伴下腔静脉癌栓起源的部位及途径

一、下腔静脉癌栓起源的部位及途径

（一）常见途径

随着 HCC 进展，癌细胞逐渐向肝实质内的血管结构侵犯，形成镜下或肉眼静脉癌栓。侵犯门静脉系统为 PVTT，侵犯肝静脉系统为 HVTT。随着癌栓在血管内生长延伸，HVTT 可经三支肝静脉的任意一支或多支主干进入 IVC，形成 IVCTT；癌栓顺着 IVC 血流方向继续生长，经肝上下腔静脉（superior vena cava，SVC）达到右心房形成 RATT，这是 HCC 的 IVCTT/RATT 最常见的方式与路径。癌栓也可以通过右肝后下静脉（right posterior/inferior hepatic veins，RPHV/RIHV）或第三肝门的肝短静脉（short hepatic veins，SHV）进入 IVC 形成 IVCTT/RATT。

文献上报道以右肝静脉作为癌栓进入 IVC 的途径最为多见，癌栓顺静脉血流方向，向上延伸或进入右心房。实际上，HVTT 经哪一支肝静脉进入 IVC 取决于肝静脉的解剖结构及 HCC 所处位置。具体来讲：位于颅侧肝段（Ⅱ、Ⅳa、Ⅶ、Ⅷ段）的 HCC 容易侵犯第二肝门经三支 HV 主干进入 IVC/RA，如Ⅱ段—LHV（图 2-1），Ⅳa 段—MHV（图 2-2），Ⅶ/Ⅷ段—RHV 或 RPHV（图 2-3、图 2-4）；位于尾侧肝段（Ⅰ、Ⅸ段）的 HCC 容易侵犯第三肝门的 SHV 形成 IVCTT/RATT（图 2-5）；腹侧肝段（Ⅱ、Ⅲ段和Ⅳ、Ⅴ、Ⅷ段腹侧份）容易侵犯 LHV、MHV 进入 IVC/RA（见图 2-1、图 2-2），背侧肝段（Ⅰ、Ⅵ、Ⅶ、Ⅸ段和Ⅳ、Ⅴ、Ⅷ段背侧份）容易侵犯 RHV、RPHV、SHV 进入 IVC/RA（图 2-5 ~ 图 2-7）。

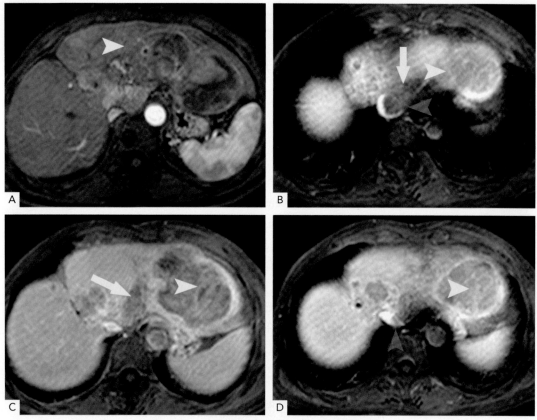

图 2-1　下腔静脉癌栓起源 - 中肝癌切除术后

中肝癌切除术后 1 年左肝复发，CT 三期扫描显示肝癌占据整个左肝外叶，多结节融合（A ~ D 黄色箭头），伴 IVCTT 形成（B、D 红色箭头）；左肝静脉充盈缺损，下腔静脉左侧壁充盈缺损，提示癌栓经左肝静脉进入 IVC（B、C 黄色箭号）

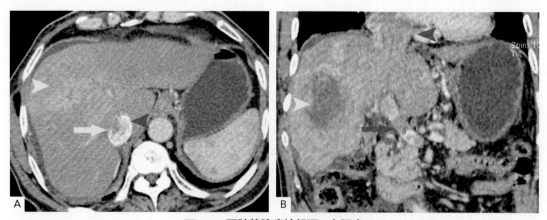

图 2-2　下腔静脉癌栓起源 - 中肝癌

CT 三期扫描显示中肝巨大肝癌，无包膜，边界不清（A、B 黄色箭头），中肝静脉未显示，相应位置的 IVC 壁见充盈缺损（A 黄色箭号），提示癌栓经中肝静脉进入 IVC（A、B 红色箭头）；伴有门静脉癌栓形成（B 红色箭号）

10

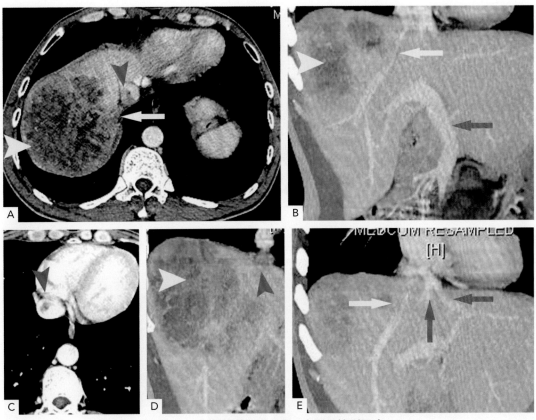

图 2-3　下腔静脉癌栓起源 - 右肝巨块型肝癌

CT 三期扫描显示右肝巨大肝癌，紧贴第二肝门（A、B、D 黄色箭头），伴 IVCTT 形成（A、C、D 红色箭头）；右肝静脉充盈缺损，IVC 右侧壁充盈缺损，提示癌栓经右肝静脉进入 IVC（A、B、E 黄色箭号）；门静脉（B 红色箭号）、左、中肝静脉（E 红色箭号）充盈良好，无癌栓

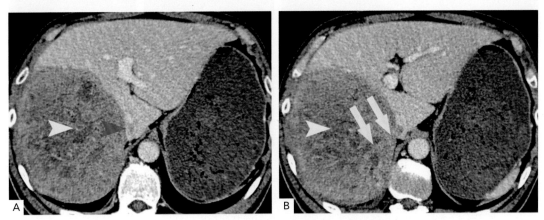

图 2-4　下腔静脉癌栓起源 - 右肝巨块型肝癌

CT 三期扫描显示右肝巨大肝癌，紧贴肝后段 IVC（A、B、C 黄色箭头），伴 IVCTT 形成（A 红色箭头）；仔细观察可见癌栓瘤体由肝癌主瘤体斜行汇入 IVC 右侧壁，导致肝后段 IVC 右侧壁充盈缺损，提示癌栓经右后肝静脉进入 IVC（B 黄色箭号）；左、中、右肝静脉均充盈良好，无癌栓（C 红色箭号）

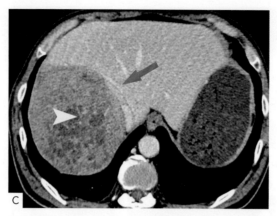

图 2-4（续）

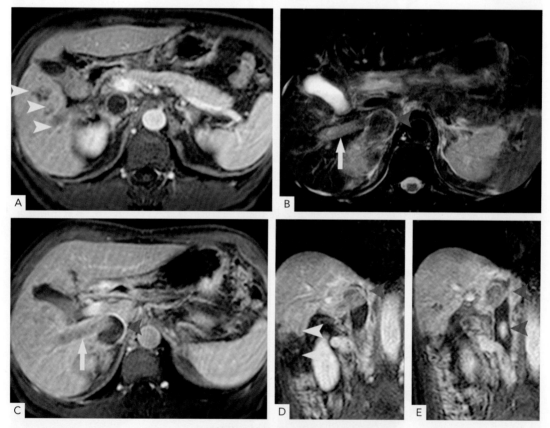

图 2-5　下腔静脉癌栓起源 - 尾侧肝段起源的肝癌

MR 平扫＋增强扫描显示肝癌主要位于Ⅵ段，边界不清，无包膜，距离 IVC 尚有一段距离（A、D 黄色箭头），伴 IVCTT 形成（B～E 红色箭头）；T2 加权相与静脉期均可见横向走行的组织充填影，于尾状叶右侧水平汇入 IVC 右侧壁，并见 IVC 右侧壁充盈缺损，提示癌栓经肝短静脉进入 IVC（B、C 黄色箭号）；癌栓体积较大，IVC 内可见游离癌栓（E 红色箭头）

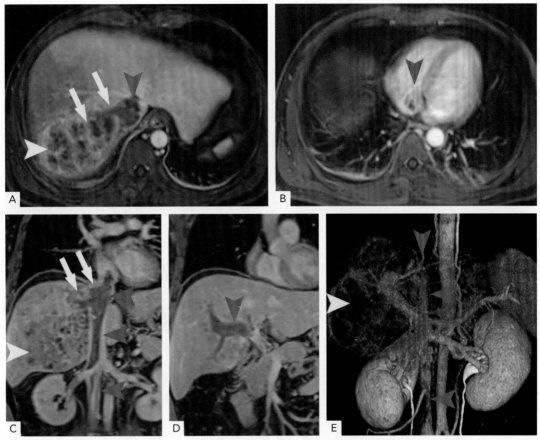

图 2-6　下腔静脉癌栓起源 - 右后叶巨块型肝癌

MR 平扫 + 增强扫描显示肝癌占据右肝后叶，边界不清，无包膜，肝包膜背侧份紧贴 IVC 右侧壁（A、C 黄色箭头）；可见癌栓瘤体经右肝静脉进入 IVC 右侧壁，形成 IVCTT（A ~ E 红色箭头），瘤体上方达右心耳水平（B 红色箭头），下方达腹主动脉分叉处水平（C、E 红色箭头）；伴门静脉癌栓形成（D 红色箭头）。E 为 CT 血管重建影像

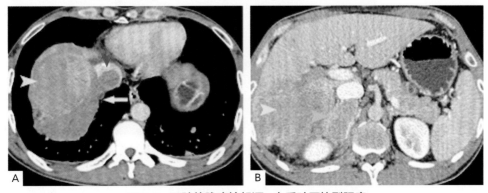

图 2-7　下腔静脉癌栓起源 - 右后叶巨块型肝癌

CT 三期扫描显示肝癌占据右肝后叶，边界不清，无包膜（A ~ D 黄色箭头）；可见癌栓瘤体经右肝静脉进入 IVC 右侧壁（A 黄色箭号），形成 IVCTT（A、C、E 红色箭头）；右肾上腺显著体积增大，边缘见肿瘤血管影，系肝癌向腹膜后侵犯所致（B、C 绿色箭头），并见右肾静脉内充盈缺损（D、E 红色箭号），推测肝癌侵犯右肾上腺及引流静脉，形成癌栓，顺血流方向进入右肾静脉。可以预计，癌栓最后将进入 IVC 并形成 IVCTT

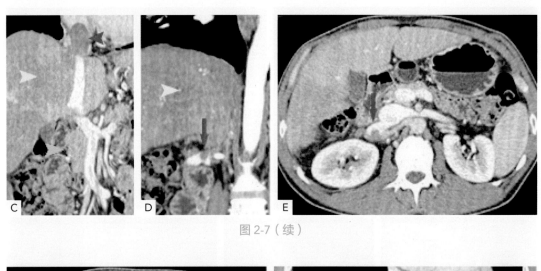

图 2-7（续）

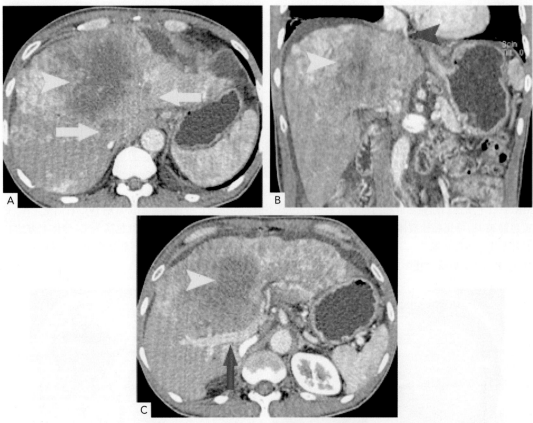

图 2-8　下腔静脉癌栓起源 - 终末期肝癌

CT 三期扫描显示肝癌占据大部分左右肝叶（A～C 黄色箭头），伴 IVCTT 形成（C 红色箭头）；第二肝门处左、中、右肝静脉内可见充盈缺损影，提示癌栓经左、中、右肝静脉共同进入 IVC（A 黄色箭号）

（二）罕见途径

一些罕见情况：①IVCTT 癌栓呈现逆血流方向生长，经肝后段 IVC 向下达肾静脉水平（见图 2-6）；②肝肾间隙位置的脏面 HCC，癌组织侵犯右侧肾上腺，癌细胞进入肾上腺引流静脉形成癌栓，顺血流方向延伸至肾静脉，最终形成 IVCTT（见图 2-7）；③巨块型 HCC 侵犯肝静脉系统形成癌栓，同时经 HV 或 SHV 等多支静脉通道进入 IVC，形成 IVCTT/RATT（图 2-8）；④癌栓经 IVC 旁淋巴结侵犯腰升静脉，形成 IVCTT。

二、右心房癌栓起源的部位及途径

对于 RATT 起源，Sung 等总结 129 例伴有心脏腔内侵犯的 HCC 病例，其中 RATT 系 IVCTT 进一步延伸生长所致的比例最高，为 101 例（78.3%），右心房或右心室的孤立转移瘤分别为 10 例（7.8%）和 12 例（9.3%），罕见 1 例经肺转移灶生长延伸至右心房形成 RATT。在一些文献，把 RATT 归类为心脏腔内侵犯的一种，HCC 血行转移、IVCTT 栓子脱落、外科操作引起癌细胞播散等因素可在心腔内形成孤立癌栓。

第二节 **肝癌伴下腔静脉癌栓的病理特征及血供**

一、下腔静脉癌栓的病理特征

（一）大体形态

一般情况下，IVCTT 通过肝静脉或肝短静脉等静脉通道与 HCC 主瘤体相连。大体解剖，癌栓形态不规则，长短不一，质地柔软，黄白色，表面多被覆薄层结缔组织，尚光滑，栓头漂浮于 IVC 腔内；部分癌栓瘤体可与 IVC 壁形成致密粘连，相互融合，IVC 壁结构受累破坏。

（二）镜下形态

镜下，癌栓的细胞形态与 HCC 细胞一致，癌细胞形成实性细胞巢，富含供血毛细血管；在癌栓初始部位，可见癌细胞浸润破坏静脉壁进入静脉腔内；癌栓与静脉壁紧密粘连处，可见静脉壁内膜受损、破坏，产生炎症及新生血管形成（图 2-9）。

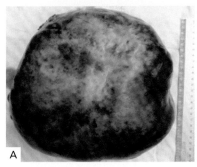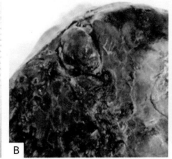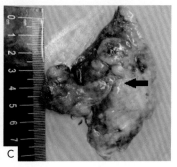

图 2-9　**肝癌伴下腔静脉癌栓的病理特征**

A. 原发性肝癌（占据右半肝）；B. 癌栓经右肝静脉进入 IVC，瘤体栓头尚光滑；C. 癌栓切面，黑色箭号显示肝癌突破右肝静脉壁；

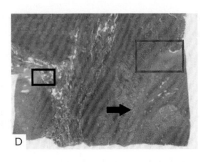
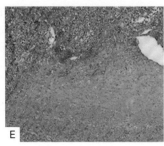
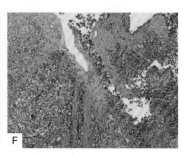

图 2-9（续）

D. 癌栓镜下表现（20×），黑色箭号显示右肝静脉结构被肝癌细胞破坏，静脉壁逐渐变薄，蓝框显示癌栓与静脉壁粘连，部分融合并有新生血管生成（放大图见 E，100×），黑框显示癌细胞突破静脉壁（放大图见 F，100×）

二、下腔静脉癌栓的血供来源

正常肝脏具有双血供系统，由肝动脉和门静脉系统共同支配，而 HCC 组织的血供绝大部分由肝动脉的肝内分支提供。IVCTT/RATT 的血供来源尚不清楚，可能存在以下两种情况：①HCC 瘤体内部的肿瘤新生血管；②肝外侧支提供瘤体血供，包括膈下动脉、肾上腺动脉、肾动脉分支、胸廓内动脉、IVC 壁的滋养血管等（图 2-10）。

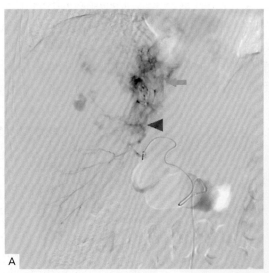
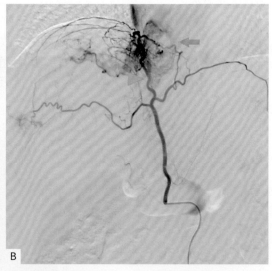

图 2-10　下腔静脉癌栓血供来源

A. 右肝动脉血供；B. 右膈下动脉血供；

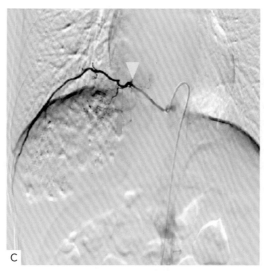

C.右肋间动脉血供

（一）肿瘤新生血管——肝动脉来源

正常情况下，HCC 侵犯血管后生长形成 HVTT-IVCTT/RATT，HCC 瘤体内的新生血管将长入癌栓内部，提供动脉供血，故 IVCTT/RATT 瘤体血供主要受肝动脉系统支配。这是 HCC 肿瘤生物学的非特异性表现，也是肝动脉介入栓塞（transhepatic arterial chemoemboliation，TACE）治疗 HCC 伴 IVCTT/RATT 病例部分有效，使癌栓进展停滞甚至缩小的原理所在。通过肝动脉造影显示肝静脉或 IVC 腔内区域呈"条纹征"改变，虽难以直接显示出瘤体的供应血管支，却足够说明 IVCTT/RATT 血供由肿瘤新生血管支配，来源于肝动脉系统。

（二）侧支血管——肝外动脉来源

除了肿瘤新生血管供血外，可能还存在肝外侧支血管支配 IVCTT/RATT 的血供，尤其是肿瘤位于肝表面或肝裸区的病例。

（1）随着静脉内瘤栓的继续增大，右膈下动脉、右肾上腺动脉、胸廓内动脉、右肾动脉，甚至 IVC 壁上的滋养血管等均可成为 IVCTT/RATT 的肝外支配血管。Okuda 等在 IVCTT 的病理切片中证实 IVC 管壁与瘤栓之间确实存在有滋养血管。

（2）在一些对 TACE 治疗不敏感的 IVCTT/RATT 病例中，碘油栓塞无法沉积整个 IVCTT 瘤体，可能原因就在于 IVCTT/RATT 血供由多支血管支配，包括肝内和肝外的侧支血管系统。研究发现，碘油沉积不完全的病例中，右膈下动脉支配瘤体血供最常见。

（3）另外，反复 TACE 直接阻断了肿瘤新生动脉向 IVCTT/RATT 供血，缺血缺氧的压力迫使肝外侧支血管向瘤栓供血。有研究显示，反复 TACE 后肝外侧支动脉支配 IVCTT/RATT 的阳性发现率可高达 72.2%，显著高于初次发现病例的 17.7%。

因此，在首诊 IVCTT/RATT 病例，肿瘤大小可能是决定肝外侧支血管供应数量的主要因素之一；在反复接受 TACE 病例，血管栓塞同时阻断 HCC 和癌栓瘤体血供后，将诱发 IVCTT/RATT 瘤体周边组织的肝外侧支血管主动向肿瘤供血。因此，与肝内瘤体一样，IVCTT 瘤体可同时接受肝内和肝外的动脉血供支配。

（白燕南　田毅峰）

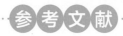

1. Pesi B, Giudici F, Moraldi L, et al. Hepatocellular carcinoma on cirrhosis complicated with tumoral thrombi extended to the right atrium: results in three cases treated with major hepatectomy and thrombectomy under hypothermic cardiocirculatory arrest and literature review. World J Surg Oncol, 2016, 14:83.

2. Sung AD, Cheng S, Moslehi J, et al. Hepatocellular carcinoma with intracavitary cardiac involvement: a case report and review of the literature. Am J Cardiol,2008,102(5):643-645.

3. Yogita S, Tashiro S, Harada M, et al. Hepatocellular carcinoma with extension into the right atrium: report of a successful liver resection by hepatic vascular exclusion using cardiopulmonary bypass. J Med Invest, 2000, 47(3-4):155-160.

4. Kashima Y, Miyazaki M, Ito H, et al. Effective hepatic artery chemoembolization for advanced hepatocellular carcinoma with extensive tumour thrombus through the hepatic vein. J Gastroenterol Hepatol, 1999, 14(9):922-927.

5. Chern MC, Chuang VP, Cheng T, et al. Transcatheter arterial chemoembolization for advanced hepatocellular carcinoma with inferior vena cava and right atrial tumors. Cardiovasc Intervent Radiol, 2008, 31(4):735-744.

6. Papp E, Keszthelyi Z, Kalmar NK, et al. Pulmonary embolization as primary manifestation of hepatocellular carcinoma with intracardiac penetration: a case report. World J Gastroenterol,2005, 11(15):2357-2359.

7. Wang Y, Yuan L, Ge RL, et al. Survival benefit of surgical treatment for hepatocellular carcinoma with inferior vena cava/right atrium tumor thrombus: results of a retrospective cohort study. Ann Surg Oncol, 2013, 20(3):914-922.

8. Zeng ZC, Fan J, Tang ZY, et al. A comparison of treatment combinations with and without radiotherapy for hepatocellular carcinoma with portal vein and/or inferior vena cava tumor thrombus. Int J Radiat Oncol Biol Phys, 2005, 61(2):432-443.

9. Kojiro M, Nakahara H, Sugihara S, et al. Hepatocellular carcinoma with intra-atrial tumor growth. A clinicopathologic study of 18 autopsy cases. Arch Pathol Lab Med, 1984, 108(12):989-992.

10. Wakayama K, Kamiyama T, Yokoo H, et al. Surgical management of hepatocellular carcinoma with tumor thrombi in the inferior vena cava or right atrium. World J Surg Oncol, 2013, 11:259.

11. Lee IJ, Chung JW, Kim HC, et al. Extrahepatic collateral artery supply to the tumor thrombi of hepatocellular carcinoma invading inferior vena cava: the prevalence and determinant factors. J Vasc Interv Radiol, 2009, 20(1):22-29.

12. Imada S, Ishiyama K, Ide K, et al. Inferior vena cava tumor thrombus that directly infiltrated from paracaval lymph node metastases in a patient with recurrent hepatocellular carcinoma. World J Surg Oncol, 2013, 11:177.

13. Okuda K, Jinnouchi S, Nagasaki Y, et al. Angiographic demonstration of growth of hepatocellular carcinoma in the hepatic vein and inferior vena cava. Radiology, 1977, 124(1):33-36.

第三章
肝癌伴下腔静脉癌栓的诊断

肝细胞性肝癌（hepatocellular carcinoma，HCC）侵犯肝静脉形成下腔静脉癌栓后，癌栓一般顺着血流的方向向心性生长，但也有逆血流向下生长。除了 HCC 本身临床表现外，HCC 伴下腔静脉癌栓还有下腔静脉癌栓所致临床表现。

第一节　肝癌伴下腔静脉癌栓的临床表现

一、症状

（一）肝癌引起的症状

1. 全身乏力、消瘦、发热　全身乏力是 HCC 非特异性症状。癌性发热多在 37.5 ~ 38.5℃，通常经抗生素治疗无效，可能与 HCC 组织出血坏死吸收有关。

2. 肝区疼痛　多为持续性钝痛或胀痛，夜间或劳累后加重。疼痛为肿瘤迅速生长使肝包膜紧张所致。突发剧烈腹痛并出现腹膜刺激征甚至休克，则可能为 HCC 自发性破裂出血所致。如肿瘤累及膈肌，疼痛可放射到右肩部。

3. 消化道症状　如食欲减退、恶心、呕吐、腹胀等，无特异性。

4. 伴癌综合征　伴癌综合征是指肿瘤本身代谢异常或癌组织产生的物质对机体产生的各种影响。HCC 伴癌综合征的临床表现多种多样，比较常见的有低血糖、红细胞增多症、血小板增多症、高钙血症和高胆固醇血症等。

5. 转移症状　发生脏器转移者，如肺部、骨、脑等可出现相应症状。如果转移至肺部，可出现胸闷、咳嗽、咯血等呼吸道症状；如果转移至骨，可致局部疼痛，甚至病理性骨折；如果出现脑转移，可表现为头痛、恶心或失明等。

（二）下腔静脉癌栓的症状

1. 门静脉高压症　多为肝静脉回流受阻所致肝后型门静脉高压症，可表现为食管胃底静脉曲张、呕血和黑便、脾大、腹胀、腹水等，但此类症状较少。

2. 低血容量　癌栓长入下腔静脉后影响下腔静脉血液回流导致低血容量，主要表现为心动过速、低血压、呼吸困难、晕厥、猝死、反复肺炎等。

二、体征

（一）原发性肝癌的体征

1. 肝大　为晚期 HCC 最常见体征。肝脏呈不规则增大，伴有大小不等的质硬结节，右上腹有压痛，并可随呼吸移动。

2. 肝硬化　出现肝掌、蜘蛛痣、男性乳房增大、脾大等。

3. 黄疸　晚期 HCC 患者可伴有皮肤巩膜的黄染，通常因肝细胞广泛破坏、肿瘤压迫胆管或形成胆管癌栓所致。

4. 腹水　可能为低蛋白血症、门静脉血栓或癌栓等所致，呈草绿色，合并肿瘤破裂出血时为血性。

（二）下腔静脉回流受阻体征

癌栓引起下腔静脉回流受阻时可出现双下肢水肿、腹壁静脉曲张等。当癌栓将下腔静脉完全阻塞时，可能出现 Budd-Chiari 综合征。由于下腔静脉癌栓在完全阻断下腔静脉前，大多数患者周边已经形成广泛的侧支，因此 Budd-Chiari 综合征较少出现。临床上以下肢水肿表现者居多，约占并发右心房癌栓患者的 77%。

三、并发症

（一）原发性肝癌的并发症

如 HCC 破裂出血、肝功能衰竭、肝性脑病、上消化道出血等。

（二）癌栓脱落

少数情况下，癌栓脱落可引起急性三尖瓣口梗阻或肺动脉栓塞，表现为突发胸闷、胸痛、呼吸困难、短暂晕厥，甚至猝死。

第二节　肝癌伴下腔静脉癌栓的实验室检查

由于下腔静脉癌栓无特异性的肿瘤标志物，所以本节主要阐述肝细胞性 HCC 的常见血清肿瘤标志物。

一、甲胎蛋白

血清甲胎蛋白（AFP）检测是目前诊断 HCC 最常用且重要的指标。血清 AFP 诊断 HCC 的敏感度为 60%～80%，特异度为 70%～90%。但大约 30%～40% 的 HCC 患者 AFP 为阴性。由于其敏感度和特异度较低，欧洲和美国肝病研究协会已不推荐血清 AFP 作为 HCC 常规筛查指标。但在我国 AFP 仍然是诊断 HCC 最常用的方法。寻找新的可靠的能弥补 AFP 缺陷的 HCC 标志物一直是研究热点。

二、甲胎蛋白异质体

甲胎蛋白异质体为氨基酸序列相同，而糖链或蛋白质等电点不同的甲胎蛋白，其分子糖链异质性与其组织器官来源有关，不同生理病理状况可产生不同的糖链结构，并且具有肿瘤特异性。根据糖链结构与小扁豆凝集素（LCA）亲合强弱程度不同，将 AFP 分为 AFP-L1、AFP-L2、AFP-L3。良性肝病 AFP-L1 水平升高。HCC、胚胎性肿瘤中 AFP-L2 升高。AFP-L3 为 HCC 特异性标志物。临床上常采用 ALP-L3 占血清总 AFP 的百分比作为评判指标，正常值为 10%～15%，＞15% 即可考虑诊断 HCC。AFP-L3 诊断 HCC 的敏感度为 75%～97%，特异度为 90%～92%，其敏感度和特异度均高于 AFP。当 AFP-L3% 的诊断值界定为 ＞35% 时，它对 HCC 诊断的敏感性和特异性分别为 33% 和 100%。大约

30%～40% HCC 患者 AFP 检测显示正常，因此检测 AFP-L3 有助于提高 HCC 诊断率，可作为临床上重要的补充检查。

三、磷脂酰肌醇蛋白聚糖 3

磷脂酰肌醇蛋白聚糖 3（glypican-3，GPC3）基因位于人染色体 Xq26，在胚胎时期的肝脏呈高表达，在正常成人组织中不表达，在 HCC 中呈高表达，其他肿瘤或良性肝肿瘤中呈低表达。研究显示 GPC3 在早期 HCC 组织中高表达，可作为一种高敏感性的肿瘤标志物，在 HCC 早期诊断中发挥一定的作用，但是目前在临床上开展较少。GPC3 诊断 HCC 的敏感性为 43%～80%，特异性为 91%～100%。GPC3 在 AFP 与维生素 K 缺乏或拮抗剂诱导的蛋白质 Ⅱ（protein Induced by Vitamin K Absence or Antagonist-Ⅱ，PIVKA-Ⅱ）检测阴性的 HCC 组织中高表达。GPC3 联合 AFP、GP73 能明显提高诊断 HCC 的敏感性和特异性。

四、维生素 K 缺乏或拮抗剂诱导的蛋白质Ⅱ

PIVKA-Ⅱ是因维生素 K 缺乏诱导产生的异常凝血酶原。PIVKA-Ⅱ升高主要见于维生素 K 缺乏、使用华法林治疗及 HCC 患者。PIVKA-Ⅱ诊断 HCC 的敏感性为 73.9%，特异性为 89.7%，尤其对 AFP 阴性的 HCC 患者更为适宜。与 AFP、AFP-L3 联合检测可提高 HCC 的诊断率。PIVKA-Ⅱ（＞90mAU/ml）也是 HCC 微血管侵犯的标志物，HCC 伴下腔静脉癌栓 PIVKA-Ⅱ水平是否高于无血管侵犯的 HCC 患者有待于进一步验证。

五、高尔基复合体蛋白 73

高尔基复合体蛋白 73（GP73）是定位于细胞高尔基复合体的一种跨膜糖蛋白，因其相对分子质量为 73000，故将这种蛋白称为 GP73。HCC 早期与进展期患者的 GP73 表达水平差异无统计学意义，提示 GP73 对早期 HCC 的辅助诊断具有一定价值。GP73 诊断 HCC 的敏感性为 62%～75%，特异性为 52%～91%，其敏感性低于 AFP，但其特异性高于 AFP。联合 AFP、GGT 检测能明显提高诊断 HCC 的敏感性和特异性。GP73 联合 AFP-L3 能提高 AFP 阴性 HCC 诊断的敏感性和特异性。

六、微小 RNA

微小 RNA（microRNA，miRNA）是一类非编码小分子 RNA，调控基因在转录后及翻译水平的表达，主要参与多种生物过程，包括肿瘤的发生发展、细胞分化、信号级联传导和致癌作用。miRNA 成为近年来生命科学领域研究的一个热点。miR-122、miR-199、miR-101 等在 HCC 组织中低表达，而在血清中表达增加。其中 miR-122 约占成人肝脏总 miRNA 的 70%，因此可以将 miR-122 作为 HCC 特异性的血清标志物。有学者验证了外周血中 miRNA 芯片（hsa-miR-206，hsa-miR-141-3p，hsa-miR-433-3p，hsa-miR-1228-5p，hsa-miR-199a-5p，hsa-miR-122-5p，hsa-miR-192-5p，and hsa-miR-26a-5p）诊断 HCC 的价值，其敏感性为 90.3%，特异性为 76.2%，可作为 HCC 的生物标志物。复旦大学附属中山医院樊嘉教授团队证实外周血 miRNA 芯片（miR-122，miR-192，miR-21，miR-223，miR-26a，miR-27a 和 miR-801）在早期 HCC 诊断方面具有较好的应用价值，并且很快会应用于临床。多种外周血 miRNA 芯片（miR-29a，miR-29c，miR-133a，miR-143，miR-145，miR-192 和 miR-505）

可作为 HCC 的潜在生物标志物，能诊断早期 HCC 和 AFP 阴性 HCC。

其他标志物，如岩藻糖转移酶、GGT Ⅱ、热休克蛋白等，本节不再赘述。

第三节　肝癌伴下腔静脉癌栓的影像学检查

一、彩色多普勒超声

彩色多普勒超声检查简单易行且费用低廉，是 HCC 首选的筛查手段。彩色多普勒超声除了能较好评估 HCC 病灶外，还可显示下腔静脉癌栓的部位、大小、长度，并观察肝静脉、门静脉、下腔静脉、右心房是否有癌栓形成，对术式的选择及手术风险的评估有一定的参考价值。但也存在一定的局限性，如操作者技术、腹腔胀气及肥胖等因素影响。

HCC 伴下腔静脉癌栓的彩色多普勒超声主要表现为肝内可见不规则的低回声或稍高回声的肿块，肝静脉、下腔静脉及右心房癌栓和主瘤回声相似。正常时呈等回声的肝静脉或下腔静脉壁受肿瘤侵犯而回声增加，管腔内充满与瘤体回声相近的瘤栓，管腔变形扩张，血流狭窄或中断。

超声造影可见 HCC 病灶、肝静脉、下腔静脉腔内团块呈现"快进快出"征象。超声造影能实时动态观察病灶，具有诊断迅速、无辐射等优点，但难以兼顾多个病灶的显示。

二、计算机断层扫描

计算机断层扫描（CT）三期增强扫描能明确显示 HCC 病灶的位置、大小、数目，能准确判断肿瘤与周围血管关系、肝门淋巴结有无肿大、肝静脉及下腔静脉的充盈缺损以及癌栓在下腔静脉的位置、大小、长度。CT 三期增强扫描可以为手术方案的设计提供更详尽的信息，是目前诊断 HCC 伴下腔静脉癌栓较为常用的方法。

增强 CT 可见 HCC 呈现"快进快出"征象，平扫期可见癌栓经患侧肝静脉进入下腔静脉，呈低密度。动脉期，HCC 病灶及癌栓呈轻度强化，血管及心房腔内充满高密度造影剂，因此下腔静脉内癌栓可表现为充盈缺损。静脉期，HCC 病灶及癌栓造影剂快速退去，呈低密度。延迟期，下腔静脉及心房内的造影剂基本消失，此时可见癌栓对比心肌组织密度较低（图 3-1）。

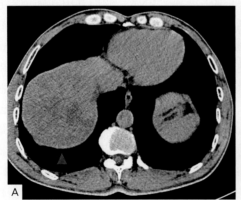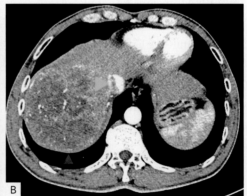

图 3-1　肝癌伴下腔静脉癌栓的 CT

A：平扫期；B：动脉期；

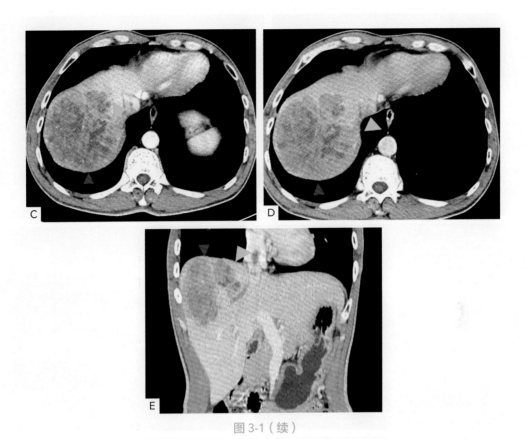

图 3-1（续）

C：静脉期；D：延迟期；E：冠状位（红色箭头示肝癌瘤体，绿色箭头示下腔静脉癌栓）

但 CT 诊断下腔静脉癌栓仍有不足之处。首先，存在假性充盈缺损可能，主要是因为造影剂在血液内混合不均和血管汇入口涡流所致。其次，确定癌栓在下腔静脉内的延伸范围相对 MRI 来说较差。

三、磁共振成像

磁共振成像（MRI）可以从更多角度显示下腔静脉、右心房癌栓，其冠状面成像可更好地观察癌栓的部位和大小。MRI 平扫 T1 加权像（T1WI）表现为下腔静脉、右心房腔内的低信号团块影；T2 加权像（T2WI）表现为腔内实性高信号团块影，肝内结节也为高信号；动态增强扫描同 CT 相似：动脉期显示下腔静脉内癌栓轻度不均匀强化，静脉期强化程度下降，延迟期仍可见轻微强化（图 3-2）。

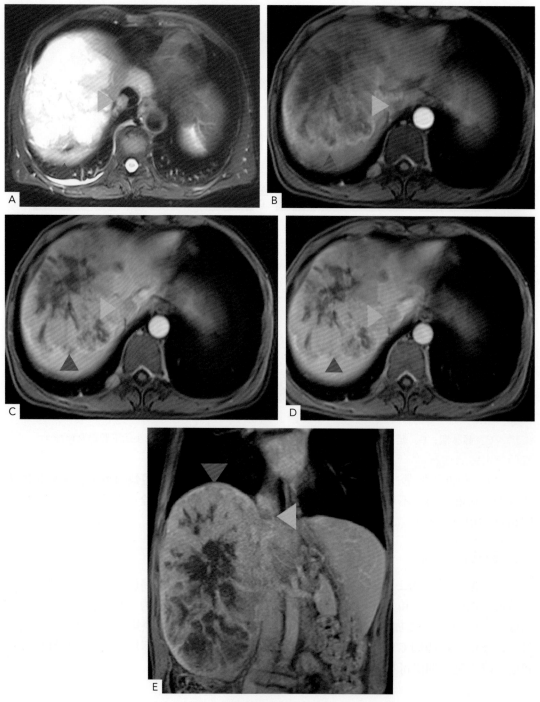

图 3-2　肝癌伴下腔静脉癌栓的 MRI

A：T2 加权；B：T1 加权动脉期；C：T1 加权静脉期；D：T1 加权延迟期；E：冠状位（红色箭头示肝癌瘤体，绿色箭头示下腔静脉癌栓）

　　MRI 对良恶性肿瘤及肝硬化结节鉴别优于 CT，通过胆道重建成像还可判断是否伴有胆道癌栓，临床上通常与 CT 检查互为补充。MRI 结合 MRV 不仅能清楚地显示肝内病灶情况，而且还能显示癌栓在下腔静脉中的位置、大小、长度，有无侵犯下腔静脉壁及鉴别栓子性质，被认为是诊断 HCC 伴下腔静脉癌栓的最好方法。

四、肝动脉造影

肝动脉造影诊断准确率高，可达 95% 以上。HCC 及下腔静脉癌栓主要为肝动脉供血，肝动脉造影时其内可表现出"丝瓜瓤"样异常血管，癌栓从肝静脉向下腔静脉内生长。部分患者可见肝动脉和肝静脉或门静脉瘘。肝动脉造影可显示 HCC 和下腔静脉癌栓供血血管支、血管分布及回流静脉。肝动脉造影不仅具有诊断作用，还可以对 HCC 病灶和下腔静脉癌栓行栓塞治疗。

但肝动脉造影为有创操作，价格昂贵，不适合常规开展。

五、正电子发射断层显像

正电子发射断层显像（PET-CT）可明确 HCC 伴下腔静脉癌栓患者是否伴有全身多器官转移，对治疗方案的选择具有重要的指导意义。PET-CT 可观察到放射性核素在肿瘤及肿瘤转移处浓聚。我们建议 HCC 伴下腔静脉癌栓术前常规行 PET-CT 检查。

六、下腔静脉造影

下腔静脉造影是诊断下腔静脉癌栓最直接的方法。既可以显示下腔静脉全程及侧支循环形成情况，又可以动态观察下腔静脉受阻情况及血栓的稳定性。与 CTA 或 MRI 相比，下腔静脉造影在鉴别血管浸润方面并没有显示出明显的优势，特别不适合下腔静脉完全梗阻的患者（不能显示癌栓的头部位置）、手术操作也有导致癌栓脱落的风险、且为有创性操作。因此，常应用于行 MRI 检查有禁忌证的患者。

七、经食管超声心动图

经食管超声心动图可以术前明确下腔静脉有无癌栓、确定癌栓的来源、癌栓位置、大小、长度、癌栓尖端是否有漂浮物；更为重要的是评估下腔静脉阻塞程度、癌栓有无侵犯下腔静脉壁 / 右心房壁，评估是否需要切除部分下腔静脉壁（详见第七章第三节）。

第四节 肝癌伴下腔静脉癌栓的诊断

一、诊断

HCC 伴下腔静脉癌栓的临床表现为 HCC 本身及癌栓所引起，无特异性。部分患者可表现为"Budd-Chiari 综合征"。也有患者可因栓子脱落引起肺动脉栓塞导致胸闷、胸痛、气促及三尖瓣口梗阻而猝死，此类患者非常容易误诊。HCC 伴下腔静脉癌栓的诊断主要依靠影像学检查，特别是 CT 和 MRI 增强扫描不仅可以明确诊断，还可以指导分型及治疗方案的选择。PET-CT 有助于明确有无远处转移。

二、鉴别诊断

主要应与下腔静脉血栓及其他部位肿瘤伴下腔静脉癌栓相鉴别，伴有右心房癌栓的还应与心脏原发肿瘤及右心房血栓相鉴别。

（一）心脏肿瘤

通常以心脏黏液瘤最常见，好发于左心房，右心房发生率为 5%～10%，多发生于心腔的心内膜面。多呈椭圆形或圆形，一般直径 4.0～8.0cm，最小 1.0cm，最大可达 15cm。超声心动图中黏液瘤多有蒂，舒张期随血流伸展，收缩期压缩。黏液瘤在 CT 及 MRI 上可见其与房间隔有蒂相连，增强扫描征象与 HCC 结节相仿。但下腔静脉无癌栓，肝内无癌灶，有助于与 HCC 伴下腔静脉癌栓鉴别。

（二）下腔静脉 / 右心房血栓

下腔静脉血栓多由下肢深静脉血栓发展而来，急性期表现为双下肢肿痛、发热、腹壁浅静脉曲张；慢性发病者表现为下肢浅静脉曲张及皮肤营养改变。右心房血栓一般附着于心房内膜仅随血流摆动，改变体位血栓形态变化不明显。CT 及 MRI 增强扫描中血栓大部分不会增强。

（三）其他肿瘤所致的下腔静脉癌栓

包括起源于肾癌、卵巢癌、肾上腺肿瘤、结肠癌等肿瘤所在部位的静脉，延伸至下腔静脉，顺血流方向生长，可进入右心房甚至右心室。CT 或 MRI 可显示肾脏或结肠有占位，沿癌栓所在静脉寻找原发灶可明确诊断。

（陈 实 黄 龙）

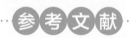

参 考 文 献

1. Lourenço L C, Horta D V, Alberto S F, et al. Hepatocellular carcinoma presenting with Budd-Chiari syndrome, right atrial thrombus and pulmonary emboli. Rev Esp Enferm Dig, 2017, 109(4):296-297.

2. Huang J, Pan ZY, Li L, et al. Hepatocellular carcinoma with inferior vena caval and right atrial tumor thrombi and massive pulmonary artery embolism: A case report.Mol Clin Oncol, 2017,6(1):111-114.

3. Ma H, Sun X, Chen L, et al. Multiplex immunochips for high-Accuracy detection of AFP-L3% based on surface-enhanced raman scattering: implications for early liver cancer diagnosis. Analytical Chemistry, 2017, 89(17):8877.

4. 中华人民共和国卫生和计划生育委员会医政医管局. 原发性肝癌诊疗规范（2017 版）. 中华消化外科杂志,2017,16（7）：635-647.

5. Jia Z,Wang L,Liu C,et al. Evaluation of α-fetoprotein-L3 and Golgi protein 73 detection in diagnosis of hepatocellular carcinoma. Contemp Oncol (Pozn),2014,18(3):192-196.

6. Zhang Z, Zhang Y, Wang Y, et al.Alpha-fetoprotein-L3 and Golgi protein 73 may serve as candidate biomarkers for diagnosing alpha-fetoprotein-negative hepatocellular carcinoma.Onco Targets Ther, 2015,9:123-129.

7.　Jing JS, Ye W, Jiang YK,et al. The value of GPC3 and GP73 in clinical diagnosis of hepatocellular carcinoma.Clin Lab, 2017,63(11):1903-1909.

8.　Jia X,Liu J,Gao Y,et al.Diagnosis accuracy of glypocan-3 in patients with hepatocellular carcinom: asystematic review withmeta-analysis. Arch Med Res,2014,45(7):580-588.

9.　Lim T S, Kim d Y, Han K H, et al. Combined use of AFP, PIVKA-II, and AFP-L3 as tumor markers enhances diagnostic accuracy for hepatocellular carcinoma in cirrhotic patients. Scandinavian Journal of Gastroenterology, 2016, 51(3):344-353.

10.　Seo SI,Kim HS,Kim WJ,et al. Diagnostic value of PIVKA-II and alpha-fetoprotein in hepatitis B virus–associated hepatocellular carcinoma. World J Gastroenterol,2015, 21(13): 3928- 3935.

11.　Yu R, Tan Z, Xiang X, et al.Effectiveness of PIVKA-II in the detection of hepatocellular carcinoma based on real-world clinical data.BMC Cancer, 2017，17(1):608.

12.　Huang S, Jiang F, Wang Y, et al. Diagnostic performance of tumor markers AFP and PIVKA-II in Chinese hepatocellular carcinoma patients.Tumour Biol, 2017,39(6): 1010428317705763.

13.　Park SJ, Jang JY, Jeong SW, et al. Usefulness of AFP, AFP-L3, and PIVKA-II, and their combinations in diagnosing hepatocellular carcinoma.Medicine (Baltimore),2017, 96(11): e5811.

14.　Zhang Z, Zhang Y, Wang Y, et al.Alpha-fetoprotein-L3 and Golgi protein 73 may serve as candidate biomarkers for diagnosing alpha-fetoprotein-negative hepatocellular carcinoma.Onco Targets Ther, 2015,9:123-129.

15.　Yang J, Li J, Dai W, et al.Golgi protein 73 as a biomarker for hepatocellular carcinoma: A diagnostic meta-analysis.Exp Ther Med,2015,9(4):1413-1420.

16.　Tan Y, Ge G, Pan T, et al. A serum microRNA panel as potential biomarkers for hepatocellular carcinoma related with hepatitis B virus.PLoS One,2014,9(9):e107986.

17.　Lin XJ, Chong Y, Guo ZW, et al.A serum microRNA classifier for early detection of hepatocellular carcinoma: a multicentre, retrospective, longitudinal biomarker identification study with a nested case-control study. Lancet Oncol,2015,16(7):804-815.

18.　Zhou J, Yu L,Gao X, et al.Plasma microRNA panel to diagnos hepatitis B virus-related hepatocellular carcinoma. J Clin Onecol, 2011,29(36):4781-4788.

一个好的分期系统需要具备以下条件：简单、可重复性好、根据不同的治疗组分类及可提供可靠的疾病自然病史信息。理想的肝细胞性肝癌（hepatocellular carcinoma，HCC）分期系统应包括以下 4 个方面：肿瘤本身的发展情况、全身状况、肝功能情况及有无有效的治疗条件。目前 HCC 存在多个分期系统，各有优缺点。本章节分别对国内外较为常见的 HCC 分期系统和 HCC 伴肝静脉（heatic vein tumor thrombosis，HVTT）/ 下腔静脉癌栓（inferior vena cava tumor thrombus，IVCTT）分型进行阐述。

第一节　肝细胞性肝癌的分期研究

一、国外分期系统

（一）国际抗癌联盟（UICC）第 7 版 TNM 分期

UICC 于 1987 年提出了第 1 版 HCC 的 TNM 分期，并进行了多次修改。2010 年又制定了第 7 版 HCCTNM 分期标准（表 4-1）。该分期是行手术治疗或肝移植患者最好的评估方法，但没有考虑患者的整体情况、肝功能的情况、分期主要依赖于手术切除后组织病理学检查，限制了它在不适合手术患者中的应用。

TNM 分期（UICC/AJCC，2010 年）

T- 原发病灶

Tx：原发肿瘤不能测定

T0：无原发肿瘤的证据

T1：孤立肿瘤没有血管受侵

T2：孤立肿瘤，有血管受侵或多发肿瘤直径 ≤ 5cm

T3a：多发肿瘤直径 > 5cm

T3b：孤立肿瘤或多发肿瘤侵及门静脉或肝静脉主要分支

T4：肿瘤直接侵及周围组织，或致胆囊或脏器穿孔

N- 区域淋巴结

Nx：区域内淋巴结不能测定

N0：无淋巴结转移

N1：区域淋巴结转移

M- 远处转移

Mx：远处转移不能测定

M0：无远处转移

M1：有远处转移

表 4-1　肝癌的 TNM 分期（UICC，2010 年第 7 版）

分期	原发肿瘤（T）	淋巴结转移（N）	远处转移（M）
Ⅰ期	T1	N0	M0
Ⅱ期	T2	N0	M0
ⅢA 期	T3a	N0	M0
ⅢB 期	T3b	N0	M0
ⅢC 期	T4	N0	M0
ⅣA 期	任何 T	N1	M0
ⅣB 期	任何 T	任何 N	M1

（二）Okuda 分期

日本学者提出的 Okuda 分期系统包括肿瘤的大小和 3 个重要的肝功能指标：白蛋白、胆红素及有无腹水（表 4-2）。Okuda 分期是第一个结合了肝功能指标和肿瘤大小的分期系统，从 1985 年一直沿用至今，为最早使用的分期方法之一。Okuda 分期虽然包括了肿瘤的大小，但对肿瘤大小的估算太主观，同时忽略了肿瘤的数目（单发或多发）、是否有血管侵犯、有无肝外转移，总胆红素 3mg/dl 标准定得过高等。Okuda 分期对早期 HCC 的鉴别能力较差，难以将之与进展期 HCC 区别开来。

表 4-2　肝癌 Okuda 分期系统

项目	参数
肿瘤大小	＞全肝 50%
腹水	有
白蛋白	＜ 3g/dl
胆红素	＞ 3mg/dl

Ⅰ期：4 项中没有 1 项；Ⅱ期：4 项中出现 1～2 项；Ⅲ期：4 项中出现 3～4 项

（三）BCLC 分期

1999 年巴塞罗那（BCLC）肝癌小组首先提出 BCLC 肝癌分期系统，它不是一个根据分数来分期的系统，而是由几个研究所得出的独立预后因子组成的一个分期系统，它综合了 PS 评分、肿瘤数目、血管侵犯、Okuda 分期和 Child-Pugh 分期。美国肝脏疾病研究协会在 2005 年对其进行了修改，2011 年发布已修改的 BCLC 肝癌分期和治疗策略（表 4-3），2012 年发布 BCLC 细分后 B1～B4 亚分期系统及对应治疗策略（表 4-4）。

表4-3   BCLC 分期系统（2010 年）

分期	PST	肿瘤情况	肝功能
极早期(0)	0	单个，< 2cm	Child-Pugh A
早期(A)	0	单个或3 个结节，< 3cm	Child-Pugh A ~ B
中期(B)	0	多个结节	Child-Pugh A ~ B
晚期(C)	1 ~ 2	门脉侵犯，N1，M1	Child-Pugh A ~ B
终末期(D)	> 2	任何	Child-Pugh C

PST：全身状况

表4-4   BCLC 分期系统 B1 ~ B4 亚分期及对应治疗策略（2012 年）

	B1	B2	B3	B4
Child-Pugh 评分	5 ~ 7	5/6	7	8/9[*]
超出米兰标准并处在 ≤ 7[**] 范围内	未超出	超出	超出	无论是否超出
ECOG PS 评分	0	0	0	0/1
门静脉癌栓	无	无	无	无
首先采用的治疗策略	TACE	TACE 或经动脉放疗性栓塞	-	支持治疗
备选策略	肝移植 TACE+ 消融术	索拉非尼	参加临床试验 TACE，索拉非尼	肝移植[***]

[*] 伴有严重 / 难治性腹水和（或）黄疸

[**] ≤ 7 标准：瘤体数 + 最大瘤体直径 ≤ 7，可用于识别肝移植后生存较好患者

[***] 条件是处在 ≤ 7 标准内且 ECOG PS=0

BCLC 不只是 HCC 的分期，更提供了不同时期的治疗选择，如 0 期无门静脉压力升高情况，选择手术切除。如果合并门静脉高压，选择肝移植、射频或无水乙醇治疗；A 期如果无相关疾病，选择手术切除。如伴有相关疾病，选择肝移植、射频或无水乙醇治疗；B 期主要行 TACE 治疗；C 期行索拉非尼治疗；D 期予以对症处理。BCLC 分期被公认为是目前最好的 HCC 治疗指南。但正是因为其严格的手术指征，取得了不错的治疗效果，但也让一部分 B 期和 C 期患者错失手术机会。

（四）意大利肿瘤计划（CLIP）分期系统

意大利肿瘤计划（CLIP）评分法包括 Child-Pugh 分期、肿瘤形态、血清甲胎蛋白和门静脉癌栓这四个参数（表4-5），再根据分数划成 7 个期，积分 0 为早期，1 ~ 3 为中期，4 ~ 6 为晚期。其优点是有较好的预后判断能力，尤其是对较早期的 HCC 患者；另外，在一定程度上对治疗方式的选择有指导作用。缺点是没有对肿瘤分期提供适当的治疗方法，

也没有考虑肝静脉/下腔静脉癌栓。

表 4-5　肝癌 CLIP 分期系统

参数	分值		
	0	1	2
Child-Pugh	A	B	C
肿瘤形态	单一且≤肝脏50%	多发且≤肝脏50%	巨块型或>肝脏50%
甲胎蛋白	<400ng/ml	≥400 ng/ml	-
门静脉癌栓	无	有	-

CLIP 评分 = 各项分值之和（0~6）

（五）JIS 评分系统

2003 年 Kudo 等将日本 TNM 分期和 Child-Pugh 评分结合起来，制定了一个新的评分方法——JIS（Japan integrated staging）评分系统（表 4-6）。有研究表明 JIS 评分系统的分层能力及预后预测能力均明显优于 CLIP 评分系统。

表 4-6　肝癌 JIS 分期系统

参数	分值			
	0	1	2	3
Child-Pugh 分期	A	B	C	-
TNM 分期	Ⅰ	Ⅱ	Ⅲ	Ⅳ

二、国内分期系统

我国于 1977 年全国 HCC 防治研究协作会议上制定了一个Ⅲ期肝癌临床分期方案，沿用多年。2017 年国家卫计委组织专家编写了《原发性肝癌诊疗规范》。该规范根据国外多种分期方案，如 BCLC、TNM、JSH、APASL 等分期，结合中国具体国情及实践积累，制定了中国原发性肝癌分期系统（表 4-7）。该分期系统将 HCC 分期分为Ⅰa 期、Ⅰb 期、Ⅱa 期、Ⅱb 期、Ⅲa 期、Ⅲb 期、Ⅳ期（见表 4-7）。Ⅰa 期可选择手术切除、消融及肝移植；Ⅰb 期可选择手术切除、TACE、TACE/消融及肝移植；Ⅱa 期可选择手术切除、TACE 及肝移植；Ⅱb 期可选择手术切除、TACE 及全身治疗；Ⅲa 期可选择手术切除、TACE、全身治疗及放疗；Ⅲb 期可选择 TACE、全身治疗及放疗；Ⅳ期予以对症支持治疗。该诊疗规范分期合理，强调了手术切除在 HCC 治疗中作用的同时，也强调全身治疗的作用，符合中国国情。

表 4-7　中国原发性肝癌分期系统（2017 年）

分期	PST	肝功能	肿瘤大小	肿瘤数目	血管侵犯	肝外转移
Ⅰa 期	0~2	A/B	≤ 5cm	1	无	无
Ⅰb 期	0~2	A/B	> 5cm	1	无	无
Ⅱa 期	0~2	A/B	≤ 3cm	2 ~ 3	无	无
Ⅱb 期	0~2	A/B	> 3cm	2 ~ 3	无	无
Ⅲa 期	0~2	A/B	–	≥ 4	有	无
Ⅲb 期	0~2	A/B	–	–	–	有
Ⅳ期	0~2	C	–	–	–	–
	3-4	–	–	–	–	–

每一种分期法各有其优缺点及适用范围。在上述分期系统中，BCLC 分期和中国 HCC 分期不仅对 HCC 进行了分期，并对不同分期提供了相应的治疗策略。除了上述 HCC 分期系统，还有一些应用较少的分期系统，如 French、Vauthey、Izumi 等评分系统，本章节不予赘述。

第二节　肝癌伴肝静脉／下腔静脉癌栓的分型

目前国内外 HCC 分期系统中，都没有对 HCC 伴 HVTT/IVCTT 的侵犯程度和范围进行细化，不利于手术方式的选择和预后的判断。所以，HVTT 和 IVCTT 分型是非常有必要的。

一、肝癌伴肝静脉癌栓的分型

HCC 伴 HVTT 的分型主要依据 B 超、CT、MRI、病理及术中所见。日本肝病学会于 2010 年提出的 HCC 临床实践指南中，根据肝静脉癌栓浸润程度将 HVTT 分为 3 型：Ⅰ型，肝静脉分支型（peripheral hepatic vein tumor thrombus，pHVTT），癌栓侵及肝静脉的属支，包括微静脉（图 4-1）；Ⅱ型，肝静脉主干型（major hepatic vein tumor thrombus，mHVTT），癌栓侵及肝静脉主干（图 4-2）；Ⅲ型，下腔静脉型（inferior vena cava tumor thrombus，IVCTT），癌栓侵及下腔静脉（图 4-3）。肝静脉主干包括左、中、右肝静脉、肝右后静脉和肝短静脉。

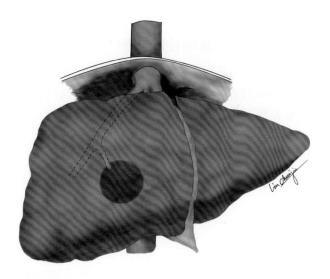

图 4-1　**肝癌伴肝静脉癌栓Ⅰ型**

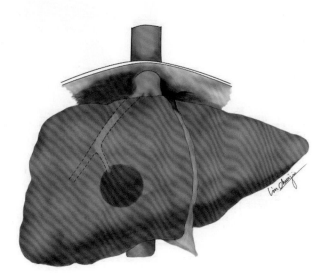

图 4-2　**肝癌伴肝静脉癌栓Ⅱ型**

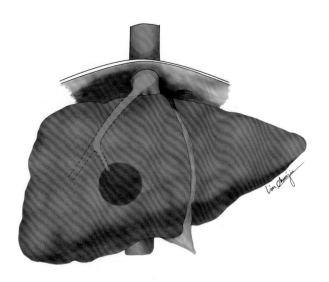

图 4-3　**肝癌伴肝静脉癌栓Ⅲ型**

二、肝癌伴下腔静脉癌栓的分型

HCC 累及下腔静脉不同范围，所采取的手术方法也不尽相同。为了更好地指导临床治疗，针对 IVCTT 提出不同的分型是必要的。目前主要有以下 3 种：

1. 笔者基于指导手术方式的角度出发，提出一种新的 IVCTT 分型：①Ⅰ型（膈下型），癌栓位于膈肌水平之下，肾静脉之上（图 4-4，图 4-5）；②Ⅱ型（膈上型），癌栓位于膈肌与右心房入口之间（图 4-6）；③Ⅲ型（心内型），癌栓已进入右心房（图 4-7）。针对Ⅰ型的外科手术治疗，只需行全肝血流阻断、肝下下腔静脉和膈下下腔静脉，就能切除

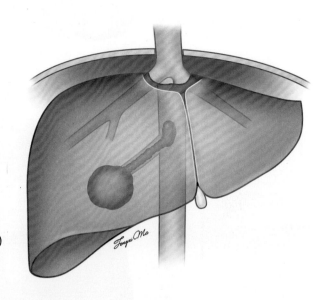

图 4-4　肝静脉下型（Ⅰa 型）
　　　　　肝癌伴下腔静脉癌栓

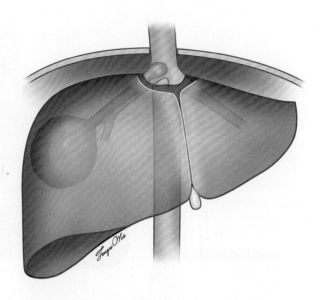

图 4-5　肝上膈下型（Ⅰb 型）
　　　　　肝癌伴下腔静脉癌栓

肿瘤和下腔静脉癌栓；而Ⅱ型癌栓已超过膈肌水平，需要经腹腔切开膈肌显露膈上下腔静脉，在癌栓的远端阻断下腔静脉；Ⅲ型 IVCTT 需要开胸行体外循环。该分型利用膈肌这个重要的解剖结构——胸腔腹腔的分界线进行分型，能很好地指导 IVCTT 手术方式的选择。经过开展 13 例 IVCTT 的手术治疗，我们发现部分癌栓可以长入肾静脉，所以我们将Ⅰ型（膈下型）改为癌栓位于膈肌水平之下。同时我们提出将Ⅰ型（膈下型）分为两个亚型：Ⅰa型（肝静脉下型）：癌栓位于肝静脉汇入下腔静脉入口处下方，癌栓来自于副右肝静脉或肝短静脉（见图 4-4）；Ⅰb型（肝上膈下型）：癌栓位于肝静脉汇入下腔静脉入口处与膈肌之间（见图 4-5）。针对这两种亚型，我们可以采取不同的手术方法。

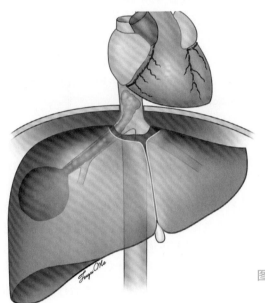

图 4-6　Ⅱ型肝癌伴下腔静脉癌栓

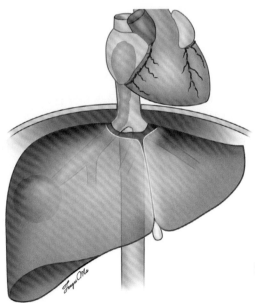

图 4-7　Ⅲ型肝癌伴下腔静脉癌栓

2. 上海东方肝胆外科医院李爱军教授根据癌栓近心端在下腔静脉内所处的解剖位置进行分型，将 IVCTT 分为：①肝后型（Ⅰ型），癌栓位于肝后下腔静脉内，但在横膈平面以下；②肝上型（Ⅱ型），癌栓已经越过膈肌平面的下腔静脉，但在心房外；③心内型（Ⅲ型），癌栓超过横膈水平的下腔静脉，进入右心房内。但此类分型的Ⅰ型和Ⅱ型名称定位不准确，膈下下腔静脉其实包括肝后下腔静脉和肝上下腔静脉，而Ⅱ型（肝上型）又定义为膈肌之上，容易引起混淆，不便于指导外科手术治疗。所以我们提出的分型（膈下、膈上、心内）更为合理。

3. 由于原发性 HCCHVTT 易以静脉壁为支架，顺血流方向呈向心性生长。有些肝内癌灶 - 肝静脉癌栓 - 下腔静脉癌栓 - 右心房癌栓连成一体，有些患者癌栓却呈现跳跃式生长，使中间缺乏联系。因此陈胜利把肝静脉及其后的癌栓分为：①Ⅰ型，HCC 主瘤 - 肝静脉癌栓；②Ⅱ型，HCC 主瘤 - 肝静脉癌栓 - 下腔静脉癌栓；③Ⅲ型，HCC 主瘤 - 肝静脉癌栓 - 下腔静脉癌栓 - 右心房癌栓；④Ⅳ型，肝静脉癌栓 - 右心房癌栓；⑤Ⅴ型，下腔静脉癌栓 - 右心房癌栓；⑥Ⅵ型，右心房癌栓。该分型从影像学角度出发，较为形象地描述了 HCC 原发灶与癌栓的关系，但对指导临床治疗意义不大。

三、肝癌伴肝静脉 / 下腔静脉癌栓分型的意义

通过对 HCC 伴 HVTT/IVCTT 的不同分型，可以帮助我们选择相应的治疗方式，判断其预后。

1. 选择相应的治疗方式。针对癌栓的不同分型，选择不同的手术方式和治疗方法。对于Ⅰ型 IVCTT 癌栓，我们只要行全肝血流阻断或肝后下腔静脉阻断即可切除；Ⅱ型 IVCTT 也不需要开胸，只需经膈肌切开显露膈上下腔静脉；Ⅲ型 IVCTT 需要行开胸和体外转流技术。

2. 疗效的评价。不对 HVTT/IVCTT 进行分型，即使同一种治疗方法也难以评价其疗效，更别说不同治疗方法的比较。有了统一的分型标准后，能对各种治疗的疗效作出客观评价。

3. 判断预后。我们回顾性分析了福建省立医院、四川大学华西医院、中山大学孙逸仙纪念医院及厦门大学附属第一医院共 48 例 HCC 伴 IVCTT 接受手术治疗的患者资料（未发表资料），结果提示Ⅰ型 1、3、5 年生存率分别为 74.2%、37.4%、17.7%，Ⅱ型 1、3、5 年生存率分别为 60.0%、30.0%、20.0%，Ⅲ型 1、3、5 年生存率分别为 57.1%、19.0%、0%。各组间 1、3 年生存率差异无统计学意义，但 5 年生存率差异有统计学意义。

4. HCC 分期的有效补充。HCC 分期没有对癌栓分型进行细化，仅仅反映 HCC 病期的程度，没有反映 HVTT/IVCTT 的部位和侵犯范围。HVTT/IVCTT 可以弥补 HCC 分期的不足。

（严茂林　吴嘉艺　魏少明　肖德贤）

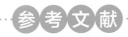

1. Okuda K, Ohtsuki T, Obata H, et al. Natural history of hepatocellular carcinoma and prognosis in relation to treatment. Study of 850 patients. Cancer, 1985,56(4): 918-928.

2. Llovet JM, Brú C, Bruix J. Prognosis of hepatocellular carcinoma: the BCLC staging classification. Semin Liver Dis，1999，19(3):329-338.

3. Bruix J, Sherman M. Practice Guidelines Committee, American Association for the Study of Liver Diseases. Management of hepatocellular carcinoma.Hepatology,2005,42(5):1208-1236.

4. Forner A, Reig ME, de Lope CR, et al. Current strategy for staging and treatment: the BCLC update and future prospects. Semin Liver Dis, 2010,30(1):61-74.

5. Bolondi L, Burroughs A, Dufour JF,et al. Heterogeneity of patients with intermediate (BCLC B) hepatocellular carcinoma: proposal for a subclassification to facilitate treatment decisions. Semin Liver Dis, 2012,32(4):348-359.

6. The Cancer of the Liver Italian Program (CLIP) Investigators.Prospective validation of the CLIP score: a new prognostic system for patients with cirrhosis and hepatocellular carcinoma. Hepatology, 2000,31(4): 840-845.

7. Kudo M, Chung H, Osaki Y. Prognostic staging system for hepatocellular carcinoma (CLIP score): its value and limitations, and a proposal for a new staging system, the Japan Integrated Staging Score (JIS score). J Gastroenterol, 2003,38(3): 207-215.

8. Tateishi R, Yoshida H, Shiina S, et al. Proposal of a new prognostic model for hepatocellular carcinoma: an analysis of 403 patients. Gut, 2005, 54(3): 419-425.

9. 中华人民共和国卫生和计划生育委员会医政医管局 . 原发性肝癌诊疗规范 (2017 年版). 中华消化外科杂志 ,2017,16(7):635- 647.

10. Kudo M, Izumi N, Kokudo N, et al．Management of hepatocellular carcinoma in Japan: consensus-based clinical practice guidelines proposed by the Japan Society of Hepatology (JSH) 2010 updated version.Digestive Diseases,2011,29(3):339-364.

11. 严茂林，洪嘉明，吴嘉艺等 .肝癌伴下腔静脉癌栓的分型及外科治疗 . 中华普通外科杂志 ,2015, 30(9):701-703.

12. 严茂林，游燊，王耀东 , 等 . 采用一种新的经腹膈肌方法治疗肝癌合并膈上下腔静脉癌栓 . 中华消化外科杂志 ,2014,13(2):155-156.

13. Li AJ, Zhou WP,Wu MC，et al．Surgical treatment of hepatocellular carcinoma with inferior vena cava tumor thrombus: a new classification for surgical guidance. Hepatobiliary Pancreat Dis Int,2013, 12(3): 263-269.

14. 李爱军 , 吴孟超 . 原发性肝癌伴下腔静脉癌栓的分型与外科治疗 . 中华普通外科杂志 ,2016, 31(7):532-533.

15. 陈胜利，田晞，黄子诚，等 .经肝动脉化疗栓塞治疗原发性肝癌肝静脉与下腔静脉癌栓的疗效观察 . 实用放射学杂志 ,2008,24(3):355-358.

第五章
肝癌伴肝静脉癌栓的手术治疗

肝细胞性肝癌（hepatocellular carcinoma，HCC）生长到一定体积时，容易侵犯大血管形成癌栓。其中合并门静脉癌栓约为 60%～80%，肝静脉癌栓（hepatic vein tumor thrombosis，HVTT）约为 13%～23%，下腔静脉癌栓约为 5%～10%。HCC 伴 HVTT 主要通过侵犯右肝、中肝、左肝静脉及肝短静脉形成癌栓，进一步向下腔静脉延伸，甚至进入右心房。癌栓脱落引起肺梗死、肺转移、心脏停搏等，严重者发生猝死。未经治疗的 HVTT 自然病程约为 1～6 个月。其他非手术治疗，如化疗、放射治疗、介入治疗及靶向治疗等，疗效均不理想。

随着外科技术的发展和围术期管理水平的不断提高，手术治疗已是唯一能治愈 HCC 伴 HVTT 的方法。手术不仅能去除肝脏原发病灶，而且能尽取癌栓，延长患者生存时间，提高患者生活质量。Kokudo 报道了 173 例经手术治疗的肝静脉癌栓，其中 153 例累及肝静脉属支，21 例累及肝静脉主干，中位生存时间分别为 5.27 年和 3.95 年，疗效出乎意料的好。随后该作者又报道了 223 例经手术治疗与配对的 223 例非手术治疗 HCC 伴 HVTT 疗效比较，其中位生存时间分别为 4.47 年和 1.58 年。在 223 例手术治疗的 HCC 伴 HVTT 患者中，无门静脉癌栓的中位生存时间明显长于合并门静脉癌栓患者（5.67 年 vs 1.88 年），说明选择合适的 HCC 伴 HVTT 病例行手术治疗能明显改善患者预后，尤其是无门静脉癌栓的患者。

从以上研究可以看出，手术治疗是 HCC 伴 HVTT 最有效的治疗手段。

第一节　肝癌伴肝静脉癌栓的适应证和禁忌证

HCC 伴 HVTT 属于晚期，手术复杂且风险大，术后容易复发，应严格选择手术适应证与禁忌证。

一、手术适应证

手术适应证包括：①患者一般状况良好，无心、肺、肾等重要脏器功能障碍；②肝功能为 Child-Pugh A 或 B 级，能耐受肝切除术；③ HCC 病灶局限，无肝脏以外的转移；④原发灶和癌栓可以一并切除。

二、手术禁忌证

手术禁忌证包括：①心、肺、肾等重要脏器严重功能障碍，难以耐受手术者；②严重肝硬化，肝功能差，或残肝体积小，估计术后肝功能难以代偿者；③肿瘤有肝内播散或肝外多发转移；④凝血功能障碍。

第二节 **肝癌伴肝静脉癌栓的手术方法**

日本学者根据 HCC 患者的肝静脉癌栓浸润程度将 HVTT 分为 3 型：Ⅰ 型，肝静脉分支型（peripheral hepatic vein tumor thrombus，pHVTT），癌栓侵及肝静脉的属支，包括微静脉；Ⅱ 型，肝静脉主干型（major hepatic vein tumor thrombus，mHVTT），癌栓侵及各肝静脉主干；Ⅲ 型，下腔静脉型（inferior vena cava tumor thrombus，IVCTT），癌栓侵及下腔静脉。肝静脉主干包括左、中、右肝静脉和肝短静脉。多项研究表明，选择合适病例行手术治疗能明显延长 HCC 伴 HVTT 患者的生存时间。不同 HVTT 分型采用不同的手术方法，我们分别予以阐述。

一、Ⅰ 型肝癌伴肝静脉癌栓的手术方法

Ⅰ 型 HVTT 侵犯肝静脉属支，术前的影像学检查难以发现，诊断主要依靠术后病理。只要肝功能储备良好，针对 Ⅰ 型 HVTT 我们主张行解剖性肝切除，同时保证足够的切缘。

如果肿瘤占据某一肝段，应紧贴该肝段的肝静脉行解剖性肝段切除。肿瘤局限于Ⅵ段或Ⅶ段，应紧贴右肝静脉行解剖性肝段切除；肿瘤局限于Ⅴ段或Ⅷ段，应紧贴右肝静脉和中肝静脉行解剖性肝段切除；肿瘤局限于Ⅳ段，应紧贴中肝静脉行解剖性肝段切除；肿瘤局限于Ⅲ段，应紧贴叶间静脉行解剖性肝段切除；肿瘤局限于Ⅱ段，应紧贴叶间静脉，行包括左肝静脉在内的解剖性Ⅱ段切除。

如果肿瘤占据某一叶，应紧贴该叶的肝静脉行解剖性肝叶切除，除了左肝外叶（肿瘤位于左肝外叶要求一并切除左肝静脉）。肿瘤局限于右肝后叶，应紧贴右肝静脉行解剖性右肝后叶切除；肿瘤局限于右肝前叶，应紧贴右肝静脉及中肝静脉行解剖性右肝前叶切除；肿瘤局限于左内叶，应紧贴中肝静脉行解剖性左肝内叶切除；肿瘤局限于左肝外叶，应行包括左肝静脉的解剖性左肝外叶切除。

如果肿瘤占据两叶，应紧贴中肝静脉行解剖性半肝切除或包括中静脉的中肝切除。

如果肝功能储备不好，也可考虑非解剖性肝切除，但术后肿瘤容易残留。

二、Ⅱ 型肝癌伴肝静脉癌栓的手术方法

由于 Ⅱ 型 HVTT 累及肝静脉主干，所以不仅要切除 HCC 原发病灶，而且还要切除受累肝静脉，以免癌栓残留。手术方式可分为解剖性肝切除和完整切除癌栓与非解剖性肝切除和肝静脉切开取栓。

（一）解剖性肝切除和完整切除癌栓

只要肝功能储备良好，针对 Ⅱ 型 HVTT 我们主张首选包括肝静脉癌栓在内的半肝切除。

如果癌栓累及右肝静脉主干，应行包括右肝静脉在内的解剖性右半肝切除。首先解剖第一肝门，解剖出右肝动脉、门静脉右支、右肝胆管，分别予以离断缝扎。然后解剖第二肝门，显露肝静脉陷窝，游离右肝静脉主干并予以结扎，防止手术过程中挤压导致癌栓脱

落。解剖第三肝门，离断下腔静脉右前方肝短静脉，置入绕肝提拉带。紧贴中肝静脉离断肝实质，最后离断右侧冠状韧带及三角韧带，移除标本。

如果癌栓累及中肝静脉主干但未超过中肝静脉汇入左肝静脉处，应行包括中肝静脉在内的中肝切除。离断肝圆韧带、镰状韧带、左冠状韧带。降低肝门板，紧贴肝 Glisson 鞘外解剖，放置左右肝阻断带。分离第二肝门，解剖肝静脉陷窝，显露左肝及中肝静脉共干右侧壁，分离显露左肝及中肝静脉共干与下腔静脉之间的间隙，放置阻断带。如果难以显露左肝及中肝静脉共干，就不要放置阻断带。分别沿镰状韧带右侧及右肝静脉左侧离断肝实质。在离断镰状韧带右侧肝实质时，可阻断左肝蒂；离断右肝静脉左侧肝实质时，可阻断右肝蒂。可用心耳钳阻断左肝及中肝静脉共干，以免癌栓脱落。

如果癌栓经中肝静脉进入左肝中肝静脉共干，肿块位于左肝内叶，可行包括中肝静脉在内的左半肝切除；肿块位于右肝前叶，肝功能许可的情况下，可行左三叶切除；肝功能不允许，可行包括中肝静脉在内的中肝切除。

如果癌栓累及左肝静脉，但未累及中肝静脉汇入左肝静脉处，可解剖性切除左肝外叶；如果癌栓已累及中肝静脉汇入左肝静脉处，需紧贴肝中静脉左侧行解剖性左半肝切除或包括中肝静脉在内的左半肝切除。

如果癌栓累及右肝后静脉，但癌栓未进入下腔静脉，可先解剖第三肝门，显露右肝后静脉于其根部结扎；如果肿块巨大难以显露右肝后静脉，可行前入路切肝，遇到右肝后静脉予以结扎离断。

（二）非解剖性肝切除和切开肝静脉取癌栓

若肝功能储备不良，无法耐受解剖性肝切除，则选择非解剖性肝切除，尽量保证足够的切缘（距离肿瘤和癌栓超过 1cm）。大多数学者主张先切除 HCC 原发灶，再行肝静脉切开取栓。

以右肝静脉切开取癌栓为例。解剖第二肝门及肝静脉陷窝，游离右肝静脉主干。局部切除肿块后，仅剩癌栓与右肝静脉相连时，心耳钳阻断右肝静脉根部，切开右肝静脉，取出癌栓。可以直视下取栓或 Fogarty 导管取栓。切开右肝静脉远心端，用 Fogarty 导管向近端肝静脉插入，气囊填充肝静脉后，来回拉取栓数次，直至远端肝静脉有大量血流涌出。术中超声确认癌栓取尽后，缝合右肝静脉远端，松开右肝静脉根部心耳钳。有些癌栓与右肝静脉致密粘连，必须予以切除，否则术后极容易复发。

中肝静脉和左肝静脉切开取癌栓的方法基本与右肝静脉切开取癌栓相似。

三、Ⅲ型肝癌伴肝静脉癌栓的手术方法

详见第六章肝癌伴下腔静脉癌栓的手术治疗。

第三节　肝癌伴肝静脉癌栓的术中注意事项

一、肝静脉分离技巧及阻断方法

HCC 伴 HVTT 的手术治疗过程中，肝静脉的解剖及阻断显得十分重要。对有癌栓的肝静脉进行阻断，不仅可以减少术中出血、防止空气栓塞和癌栓的脱落，而且对全身血流

动力学影响较小。如果癌栓经肝静脉已进入下腔静脉，是不适合行肝静脉阻断的。

（一）右肝静脉的解剖

离断肝圆韧带、镰状韧带及右冠状韧带，显露肝静脉陷窝。解剖肝静脉间隙，有突破感后即完成右肝静脉左侧的解剖，分离右肝静脉右侧疏松组织。此时用血管夹或心耳钳就可完成右肝静脉根部阻断。此方法适合右肝静脉根部过短，或肿瘤靠近第二肝门难以解剖右肝静脉者。

游离悬吊右肝静脉的方法。完成上述解剖后，离断下腔静脉韧带，显露右肝静脉右侧壁。仔细寻找右肝静脉与下腔静脉夹角间的间隙。从肝静脉间隙探入直角钳，斜向右下方并从此间隙探出，从而分离右肝静脉根部。顺此通道绕过一根血管悬吊带用来控制右肝静脉。

（二）左肝中肝静脉共干的解剖

离断肝圆韧带、镰状韧带及左冠状韧带，显露肝静脉陷窝。解剖肝静脉间隙，有突破感后即完成左肝中肝静脉共干的解剖。此时用血管夹或心耳钳就可完成左肝中肝静脉共干阻断。此方法适合左肝中肝静脉共干过短，或肿瘤靠近第二肝门难以解剖左肝中肝静脉共干者。

游离悬吊左肝中肝静脉共干的方法。完成上述解剖后，左肝中肝静脉共干的右侧壁即可显露。分离左肝中肝静脉共干与下腔静脉间的难点在于寻找两者之间的间隙。将左肝外叶向右翻转，贴近肝表面离断肝胃韧带，直达 Spiegel 叶上缘。于尾状叶头侧附近切断肝静脉韧带，向头侧牵拉，就可以显露下腔静脉和左肝中肝静脉共干左侧壁。在腔静脉左缘仔细寻找共干与腔静脉之间的间隙，沿此间隙探入直角钳向右上方探出，左手示指在肝静脉间隙处与钳尖作为引导，从而分离出左肝、中肝静脉共干。钳尖自肝静脉间切迹探出后顺此通道绕过一根血管悬吊带用来控制左肝、中肝静脉共干。由于左肝中肝静脉共干较短，平均 1cm 左右，因此共干的游离和控制比较困难，有时需要离断 Spiegel 叶的几根肝短静脉，将 Spiegel 叶从下腔静脉上掀起以显露共干与腔静脉的汇合部。

（三）肝短静脉的解剖

肝短静脉位于肝后下腔静脉前间隙内，组织较为疏松，相对容易解剖。显露肝下下腔静脉，切开尾状叶与下腔静脉间的腹膜返折，沿下腔静脉前面向肝静脉陷窝方向分离，分离肝与下腔静脉之间的疏松结缔组织，遇有肝短静脉予以离断。由于肝短静脉较短，结扎必须牢靠，较为粗大者必须缝扎，否则出血不好处理。

（四）粗大的右肝后静脉的解剖

方法同肝短静脉的解剖，特别是癌栓累及右肝后静脉，必须解剖并阻断，以防止癌栓的脱落。

二、术中出血原因及控制

肝脏储有大量的血液，是人体内最大的血库，加之有肝动脉、门静脉双重供血，下腔静脉的肝后段和肝上段分别有肝短静脉和肝静脉汇入。在施行肝切除术中，如若不慎损伤以上血管，就有可能发生大出血。HCC 伴 HVTT 术中出血的控制，既要控制切肝过程中所致出血，又要控制取癌栓所致出血。

（一）术中出血原因

HCC 伴 HVTT 的术中出血原因按其来源可分为肝静脉、门静脉、下腔静脉、肝动脉。肝硬化患者可合并的凝血功能障碍，特别是术中出血较多者，容易导致肝断面渗血。

（二）术中出血的控制

如何控制术中出血，减少术后并发症是 HCC 手术的重要课题。

1. 加强术前对肝内管道系统的评估。术前对患者行增强 CT 或 MRI 检查，并进行 CT 或 MRI 三维重建，重建肝内管道结构，了解 HCC 与肝动脉、门静脉、肝静脉及胆管的解剖关系，必要时术中超声明确肝内血管的走行，可有效避免较粗血管的损伤，从而达到控制出血的目的。

2. 合理采用肝脏血流阻断技术是控制术中出血的重要方法。肝脏血流阻断包括入肝血流阻断和出肝血流阻断。

（1）入肝血流阻断包括全肝血流阻断（Pringle 法）和区域性肝脏血流阻断：Pringle 法操作简单，阻断带绕肝十二指肠韧带后夹紧即可，一般阻断 10～15 分钟，复流 5 分钟，该法可以完全阻断入肝血流，可快速有效控制肝创面的出血，但可引起剩余肝脏的缺血再灌注损伤。

区域性肝脏血流阻断，主要用于某一叶或半肝切除术中。在操作过程中，可以先离断患侧肝动脉，再离断患侧门静脉分支，断端用 4-0 prolene 予以缝扎，根据缺血带进行肝切除。该法可达到与全肝血流阻断类似的阻断效果，且不影响健侧肝脏，不存在缺血再灌注损伤，更符合微创的理念。

选择性入肝血流阻断适用于解剖性肝段切除，是先解剖分离出拟切除肝段的 Glisson 蒂，予以阻断并明确缺血分界线后再行肝段切除，或分离出拟切除肝段的门静脉分支，经门静脉分支注入亚甲蓝或吲哚菁绿进行荧光染色，根据染色范围行肝段的切除。该方法符合精准外科理念，但操作复杂，难度较高，尚未大范围开展。

（2）出肝血流阻断是对肝静脉的阻断：出肝血流阻断可以阻断肝静脉的血液反流，可以进一步减少术中出血，防止空气栓塞及癌栓的脱落。先解剖分离第二肝门，充分游离肝静脉根部并预置阻断带，从而达到阻断肝静脉血反流的目的。

（3）入肝血流联合肝下下腔静脉阻断：该方法能够降低肝后下腔静脉压，显著减少肝切除术的出血量。肝下下腔静脉的阻断技术如下：在右肾静脉开口上方和第一支肝短静脉之间的肝下下腔静脉有一段相对无分支区，在此区将下腔静脉周围疏松结缔组织钝性推开，便可以放置阻断带。肝下下腔静脉阻断可显著降低中心静脉压，减少术中出血，对肝肾功能无不良影响，是一种安全有效的方法。

3. 选择合理的断肝器械、止血器械和止血材料也是控制术中出血的手段之一。

目前，可应用于肝切除中的断肝器械包括：超声刀、高频电刀、超声吸引刀（CUSA）、血管结扎闭合系统（Ligasure）、切割闭合器（Endo-GIA）、水刀、氩气刀及各种血管夹等。熟悉每个断肝器械的性能，必要时者和助手选用不同的器械并相互配合，对较小的肝内血管直接予以器械离断，对较大的肝内血管予以血管夹夹闭或结扎后离断，可有效控制出血。

使用各种凝固性物理止血器械和止血材料，也是减少术中肝断面出血的有效手段。对于肝断面渗血，可使用单极、双极和多极电凝止血，热探子止血，水热电凝等器械进行止血，或使用各种局部止血材料如纤维蛋白材料、吸收性明胶海绵、丙烯酸酯材料、氧化纤维素等压迫填塞肝断面渗血处，可有效控制渗血。

此外，充分游离的肝脏、较低的中心静脉压控制等也有助于控制术中出血。

三、保证足够的切缘

手术治疗 HCC 伴 HVTT 的治疗原则是切除肝原发病灶的同时，连同癌栓在内的肝静脉整块切除。

解剖性肝段或肝叶切除就能保证 I 型 HVTT 的足够切缘；II 型 HVTT，要求解剖性肝切除连同癌栓在内的肝静脉整块切除。有研究表明，距离 HCC 伴门静脉／肝静脉癌栓切缘 > 1cm 的患者预后明显好于距离门静脉／肝静脉癌栓切缘 ≤ 1cm 者，保证足够的切缘能明显延长患者生存时间。但肿瘤太大、靠近重要管道、残余肝体积过小等影响手术切缘的大小。所以我们建议在保证肿瘤完整切除、不损伤重要管道和残肝体积足够的情况下，适当扩大手术切缘，但不能不顾患者安全而盲目扩大切缘。

（曾　勇　严茂林　朱　波）

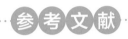

1. Thomas MB,Jaffe D,Choti MM, et al. Hepatocellular carcinoma: consensus recommedations of the national cancer institute clinical trials planning meeting. J Clin Oncol, 2010,28(25): 39944005.

2. Komatsu S, Kido M, Asari S, et al. Particle radiotherapy, a novel external radiation therapy, versus liver resection for hepatocellular carcinoma accompanied with inferior vena cava tumor thrombus: A matched-pair analysis. Surgery, 2017,162(6):1241-1249.

3. Higaki T, Yamazaki S, Moriguchi M, et al. Indication for surgical resection in patients with hepatocellular carcinoma with major vascular invasion. Biosci Trends,2017,11(5): 581-587.

4. Giannini EG, Bucci L, Garuti F, et al. Patients with advanced hepatocellular carcinoma need a personalized management: A lesson from clinical practice. Hepatology, 2017 Nov 21. doi: 10.1002/hep.29668.

5. Ikai I, Yamaoka Y, Yamamoto Y, et al. Surgical intervention for patients with stage VI -A hepatocellular carcinoma without lymph node metastasis: proposal as a standard therappy. Ann Surg, 1998, 227(3):433-439.

6. Kashima Y,Miyazaki Y,Ito H, et al. Effective hepatic artery chemoembolization for advanced hepatocellular carcinoma with extensive tumor thrombus through the hepatic vein. J Gastroenteral Hepatol, 1999,14(9):922-927.

7. Kokudo T,Hasegawa K,Yamamoto S,et al. Surgical treatment of hepatocellular carcinoma associated with hepatic vein tumor thrombosis. J Hepatol,2014,61(3):583-588.

8. Wakayama K, Kamiyama T, Yokoo H,et al. Surgical management of hepatocellular carcinoma with tumor thrombi in the inferior vena cava or right atrium. World J Surg Oncol, 2013,11:259.

9. Wang Y, Yuan L, Ge RL, et al．Survival benefit of surgical treatment for hepatocellular carcinoma with inferior vena cava/right atrium tumor thrombus:results of a retrospective cohort study．Ann Surg Oncol,2013,20(3):914-922．

10. Le Treut YP，Hardwigsen J，Ananian P，et al．Resection of hepatocellular carcinoma with tumor thrombus in the major vasculature：a European case-control series．J Gastrointest Surg,2006,10(6): 855-862.

11. Lang H, Radtke A, Hindennach M, et al．Impact of virtural tumor resection and computer-assisted risk analysis on operation planning and intraoperative strategy in major hepatic resection．Arch Surg,2005,140(7):629-638．

12. Kudo M, Izumi N, Matsui O, et al. Management of hepatocellular carcinoma in Japan: consensus-based clinical practice guidelines proposed by the Japan society of hepatology (JSH) 2010 Updated Version.Dig Dis, 2011,29(3):339-364.

13. Dagher I,Di Giuro G,Lainas P,et al．Laparoscopic right hepatectomy with selective vascular exclusion．J Gastrointest Surg,2009,13(1):148-149．

14. Tsujino Y,Mizumoto K,Matsuzaka Y,et al．Fluorescence navigation with indocyanine green for detecting sentinel nodes in extramammary Paget's disease and squamous cell carcinoma．J Dermatoi,2009,36(2):90-94.

15. Qian NS, Liao YH, Cai SW, et al．Comprehensive application of modern technologies in precise liver resection.Hepatobiliary Pancreat Dis Int,2013,12(3):244-250.

16. Buel JF,Gayet B,Han HS,et al．Evaluation of stapler hepatectomy during a laparoscopic liver resection．HPB(Oxford),2013,15(11):845-850．

17. Kokudo T,Hasegawa K,Matsuyama Y, et al. Liver resection for hepatocellular carcinoma associated with hepatic vein invasion: A Japanese nationwide survey.Hepatology,2017, 66(2):510-517.

18. Shaohua L, Qiaoxuan W, Peng S, et al. Surgical strategy for hepatocellular carcinoma patients with portal/hepatic vein tumor thrombosis. PLoS One,2015,10(6): e0130021.

第六章
肝癌伴下腔静脉癌栓的手术治疗

大多数肝细胞性肝癌（hepatocellular carcinoma，HCC）伴下腔静脉癌栓（inferior vena cava tumor thrombus，IVCTT）患者就诊时，因全身情况差，肝功能不良或肝内外广泛转移，失去手术机会。但对于一些全身情况良好、肝内病灶局限、无远处转移、肝功能良好的患者，手术治疗至今仍是 HCC 伴 IVCTT 最有效的治疗方法。已有多项研究证实选择合适病例行下腔静脉切开取栓是安全可行的，并且能明显延长患者的生存时间。本章节主要阐述不同类型 HCC 伴 IVCTT 的手术方法。

第一节　肝癌伴下腔静脉癌栓的手术适应证和禁忌证

一、手术适应证

根据巴塞罗那肝癌分期，IVCTT 属于 C 期，为终末期，不推荐外科手术治疗，只推荐索拉非尼治疗。从传统观念来讲，IVCTT 患者术中容易发生癌栓脱落、术后容易远处转移，故不适合手术治疗。但从我们及文献报道的 IVCTT 病例来看，选择合适病例行手术治疗能取得不错疗效。我们有 10 例（2012 年 1 月—2016 年 12 月）HCC 伴 IVCTT 患者术后中位生存时间 17 个月，其中 2 例获得长期无瘤生存，至今分别为 37、41 个月。文献报道 HCC 伴 IVCTT 患者术后中位生存时间为 19 个月，1、3、5 年生存率分别为 68%、22%、13.5%。中位生存时间均明显长于服用索拉非尼（10.7 个月）。外科手术的意义在于防止癌栓脱落造成肺动脉栓塞和猝死，延长患者生存时间，提高患者生活质量。

基于文献复习和我们的经验，我们认为 HCC 伴 IVCTT 的手术适应证为全身状态良好、肝功能为 Child-pugh A/B 级、肝脏病灶局限、下腔静脉癌栓可完整取出、无远处转移、无心肺肾等重要脏器功能障碍。

二、手术禁忌证

HCC 伴 IVCTT 的手术禁忌证为全身情况较差，不能耐受手术；肝功能为 Child-pugh C 级；肿瘤已肝内播散；有肺脑骨等远处转移；凝血功能障碍；心肺肾等重要脏器功能障碍。

但也有学者认为 HCC 伴 IVCTT 肺部转移如为单个或局限于某一肺段或叶，在肝脏肿瘤可以切除的情况下，肺部转移瘤可以一期切除或二期切除、射频治疗，为后续靶向治疗或化疗创造条件。但疗效需要大宗病例进一步证实。

第二节 **肝癌伴下腔静脉癌栓的手术方法**

根据癌栓近心端在下腔静脉内所处的解剖位置，基于外科手术方式的需要，我们将 HCC 伴 IVCTT 分为膈下型（Ⅰ型）、膈上型（Ⅱ型）及心内型（Ⅲ型）。其中膈下型（Ⅰ型）分为肝静脉下型（Ⅰa型）和肝上膈下型（Ⅰb型）。肝静脉下型（Ⅰa型）：癌栓位于肝静脉汇入下腔静脉入口处下方，癌栓来自于副右肝静脉或肝短静脉。Ⅰb型（肝上膈下型）：癌栓位于肝静脉汇入下腔静脉入口处与膈肌之间。膈上型（Ⅱ型）：癌栓位于膈肌与右心房入口之间；心内型（Ⅲ型）：癌栓已进入右心房。该分型利用胸腔腹腔的分界线——膈肌这个重要的解剖结构进行分型，能很好地指导 HCC 伴 IVCTT 手术方式的选择。针对不同分型的 HCC 伴 IVCTT，我们采用不同的手术方法。

一、肝静脉下型（Ⅰa型）

其实膈下型（Ⅰ型）HCC 伴 IVCTT 以肝静脉汇入下腔静脉为界面，可以分为两个亚型。根据癌栓有无超出第二肝门，采用两种不同手术方法分别予以处理。肝静脉下型（Ⅰa型）：癌栓位于肝静脉汇入下腔静脉入口处下方，癌栓来自于副右肝静脉或肝短静脉。我们可以采用一种更为简单明了的手术方法。我们以右半肝切除为例来阐述该手术方法（图 6-1）。

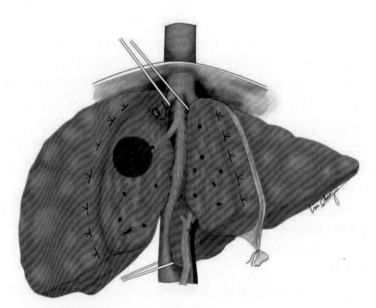

图 6-1 **肝静脉下型（Ⅰa型）肝癌伴下腔静脉癌栓的特殊处理方法**

取右上腹肋缘下斜切口或上腹部人字切口，常规腹腔探查。离断肝圆韧带及镰状韧带，充分显露下腔静脉前壁及静脉陷窝，离断左侧冠状韧带及三角韧带，离断右侧冠状韧带少许以显露下腔静脉右侧壁。解剖右肝蒂，分离右肝动脉、门静脉右支、右肝胆管并予以离断，右肝动脉断端双重结扎，门静脉右支断端 4-0 Prolene 缝扎，右肝胆管断端用 5-0PDS 缝扎。行前入路肝切除，用超声刀或 CUSA 沿缺血界切除右半肝，4-0 Prolene 缝扎右肝静脉断端，肝断面血管用 Prolene 予以缝扎。离断缝扎下腔静脉前侧及右侧壁的肝短静脉，仅剩副右肝静脉与下腔静脉相连，充分显露肝后下腔静脉，肝下下腔静脉放置预阻断带。分离肝静脉下方的下腔静脉，并放置阻断带（图 6-2）。阻断肝下下腔静脉及肝静脉下方的下腔静脉，并予以计时。纵行切开副右肝静脉汇入下腔静脉处，环形剪断副右肝静脉根部，完整取出肿瘤与瘤栓。松开肝下下腔静脉放血 100～200ml 以冲洗下腔静脉，确认癌栓取尽后再次阻断肝下下腔静脉，4-0 Prolene 缝合下腔静脉切开处。缝闭下腔静脉前，松开肝下下腔静脉适当放血以排尽下腔静脉内空气。松开肝下下腔静脉和肝静脉下方的下腔静脉。

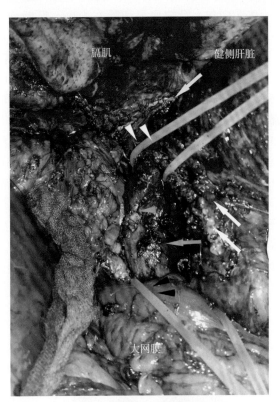

图 6-2　**肝静脉下型（Ⅰa 型）肝癌伴下腔静脉癌栓的下腔静脉阻断方法**

肝下下腔静脉阻断带（黑色箭头），肝静脉下方下腔静脉阻断带（白色箭头），肝上下腔静脉阻断带（黄色箭号），下腔静脉切开取癌栓处（绿色箭头）

如果癌栓刚突入下腔静脉，也可以用心耳钳于癌栓远端钳夹下腔静脉壁，切开下腔静脉取栓。癌栓突入下腔静脉过长者不宜采取此方法，以免造成癌栓的脱落。对此类下腔静脉癌栓患者，也有文献报道经皮穿刺右侧颈内静脉，于瘤栓近心端下腔静脉内预置一球囊导管，术中经导管充盈球囊阻断第二肝门下方的下腔静脉，再行下腔静脉瘤栓切除术。主要应用于肾癌伴下腔静脉癌栓患者，未见文献报道应用于 HCC 伴 IVCTT 患者。

此手术方法最大的优势在于不阻断出入肝血流，保证肝脏的正常血流；减少肝脏缺血再灌注损伤，最大限度地保持残余肝脏的功能，减少术后发生肝功能衰竭的风险；保留了肝脏回心血流，减少术中低血压的发生，维持机体血流动力学的稳定；减少了术中出血。

二、肝上膈下型（Ⅰb型）

对肝上膈下型（Ⅰb型）HCC 伴 IVCTT，我们采用肝切除、膈下全肝血流阻断、下腔静脉切开取栓（以左半肝切除为例）：取右上腹肋缘下斜切口或上腹部人字切口，常规腹腔探查。离断肝圆韧带及镰状韧带，充分显露下腔静脉前壁及静脉陷窝，离断右侧三角韧带、冠状韧带及肝肾韧带，离断左侧冠状韧带少许以显露下腔静脉左侧壁，于肝上下腔静脉放置预阻断带。解剖左肝蒂，分离左肝动脉、门静脉左支、左肝胆管予以离断，左肝动脉断端双重结扎，门静脉左支断端 4-0 Prolene 缝扎，左肝胆管断端用 5-0PDS 缝扎。行前入路肝切除，用超声刀或 CUSA 沿缺血界切除左半肝，肝断面血管用 Prolene 予以缝扎。仅剩左肝静脉与下腔静脉相连。分离显露中肝静脉及右肝静脉并放置预阻断带（如果中肝静脉及右肝静脉不好显露，可用无损伤血管钳钳夹阻断），然后分别于第一肝门、肝下下腔静脉（肾静脉水平之上）放置预阻断带。行全肝血流阻断前均应评估患者血流动力学储备情况，即将患者置于 Trendelenburg（头低仰卧位）位置，同时阻断下腔静脉一分钟，如果不能维持血流动力学稳定，应考虑给予循环支持。

依次完全阻断第一肝门、中肝静脉、右肝静脉、肝下下腔静脉及肝上下腔静脉，并予以计时（图 6-3）。在全肝血流阻断前，应与麻醉师沟通，予以充分补液，防止全肝血流阻断后低血压，维持机体血流动力学的稳定，保持重要脏器的有效灌注。在左肝静脉汇入处切开下腔静脉取栓，环形剪断左肝静脉，完整取出肿瘤与瘤栓，注意观察癌栓的完整性。取出癌栓后短暂松开肝下下腔静脉放血 100~200ml 以冲洗下腔静脉，确认取尽癌栓后用心耳钳夹下腔静脉切开处后缝合或直接用 3-0 Prolene 予以缝闭，打结前松开肝下下腔静脉适当放血以排尽下腔静脉内空气。依次松开肝上下腔静脉、肝下下腔静脉、中肝静脉、右肝静脉、第一肝门。然后离断左肝肝周韧带，移除标本。

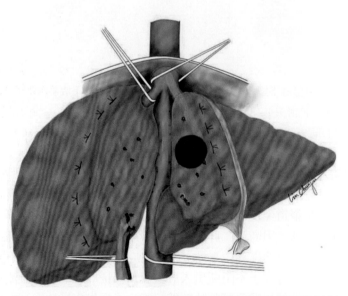

图 6-3　肝上膈下型（Ⅰb型）肝癌伴下腔静脉癌栓的手术方法

三、膈上型（Ⅱ型）

对膈上型（Ⅱ型）HCC伴IVCTT，我们采用肝切除、全肝血流阻断、经腹切开膈肌显露膈上下腔静脉并阻断、切开下腔静脉取栓（以右半肝切除为例）：取右上腹肋缘下斜切口或上腹部人字切口，常规腹腔探查。离断肝圆韧带及镰状韧带，充分显露下腔静脉前壁及静脉陷窝，离断左侧冠状韧带及三角韧带，离断下腔静脉右侧壁旁冠状韧带以显露下腔静脉右侧壁。切除胆囊，解剖右肝蒂，分离右肝动脉、门静脉右支、右肝胆管予以离断，右肝动脉断端双重结扎，门静脉右支断端4-0 Prolene缝扎，右肝胆管断端用5-0PDS缝扎。行前入路肝切除，用超声刀或CUSA沿缺血界切除右半肝，肝断面血管用Prolene予以缝扎。仅剩右肝静脉与下腔静脉相连。按我们的经腹切开膈肌显露膈上下腔静脉的方法：于肝上下腔静脉正前方膈肌中份切开膈肌约5cm（但不切开膈肌腔静脉裂孔），肝上下腔静脉两侧分离心包外膜，在经食管超声心动图的引导下于癌栓上方放置预阻断带。游离肝下下腔静脉（肾静脉水平之上）放置预阻断带，分别于第一肝门、肝下下腔静脉、左肝及中肝静脉放置预阻断带。依次完全阻断第一肝门、中肝静脉、左肝静脉、肝下下腔静脉及膈上下腔静脉，并予以计时（图6-4）。在右肝静脉汇入下腔静脉处切开下腔静脉取栓，环形剪断右肝静脉，完整取出肿瘤与瘤栓。取出癌栓后放开肝下下腔静脉以冲洗下腔静脉，术中经食管超声心动图再次确认取尽癌栓后，用心耳钳钳夹下腔静脉切开处后缝合或直接用3-0Prolene予以缝合，关闭前松开肝下下腔静脉放血以排尽下腔静脉内空气。依次松开膈上下腔静脉、肝下下腔静脉、中肝静脉、左肝静脉、第一肝门。然后离断右肝肝周韧带，移除标本。

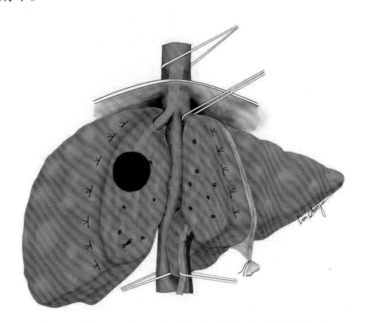

图6-4　膈上型（Ⅱ型）肝癌伴下腔静脉癌栓的手术方法

四、心内型（Ⅲ型）

对心内型（Ⅲ型）HCC 伴 IVCTT，我们采用经胸腹联合切口、肝切除、静脉转流、右心房及 IVC 切开取栓（以左半肝切除为例）：取右上腹肋缘下斜切口或上腹部人字切口，常规腹腔探查。离断肝圆韧带及镰状韧带，充分显露下腔静脉前壁及静脉陷窝，离断右侧三角韧带、冠状韧带及肝肾韧带，离断左侧冠状韧带少许以显露下腔静脉左侧壁，于肝上下腔静脉放置预阻断带。解剖左肝蒂，分离左肝动脉、门静脉左支、左肝胆管予以离断，左肝动脉断端双重结扎，门静脉左支断端 4-0 Prolene 缝扎，左肝胆管断端用 5-0PDS 缝扎。行前入路肝切除，用超声刀或 CUSA 沿缺血界切除左半肝，肝断面血管用 Prolene 予以缝扎。仅剩左肝静脉与下腔静脉相连。分离显露右肝静脉并放置预阻断带，然后分别于第一肝门、肝下下腔静脉（肾静脉水平之上）放置预阻断带。

取胸骨正中切口与腹部切口相连，切开胸骨及膈肌进入心包。右股静脉置管置入下腔静脉，上腔静脉置管，主动脉置管，建立体外循环。阻断肝下下腔静脉、上腔静脉、第一肝门及右肝静脉，体外循环人工泵转流开始体外循环。切开右心房取栓，在左肝静脉汇入下腔静脉处切开下腔静脉取栓，环形剪断左肝静脉，完整取出肿瘤与瘤栓（图 6-5）。术中经食管超声心动图确认癌栓取尽后，4-0Prolene 缝合下腔静脉及右心房切开处，心脏复搏，去除体外循环管道。依次松开上腔静脉、肝下下腔静脉、右肝静脉及第一肝门。

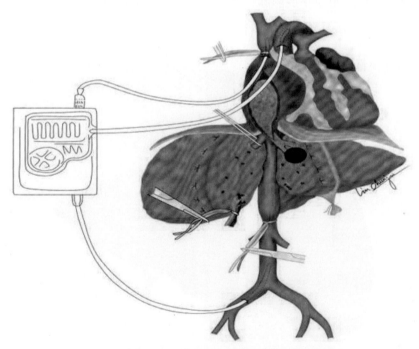

图 6-5　心内型（Ⅲ型）肝癌伴下腔静脉癌栓的手术方法

五、转型处理

下腔静脉切开取瘤栓是 HCC 伴 IVCTT 外科治疗的一个难题和挑战，其难度和风险主要取决于下腔静脉内瘤栓的位置。所谓转型处理，就是将Ⅱ型转为Ⅰ型或者将Ⅲ型转为Ⅱ型，以简化手术操作，降低手术风险的处理方法（图6-6）。我们认为，对于癌栓超过膈肌不远（Ⅱ型）以及在右心房入口处的癌栓（Ⅲ型），通过将病肝充分游离后向足侧牵拉或将右心房癌栓向下腔静脉内推移，将其分别转变为Ⅰ型和Ⅱ型。前者不需要切开膈肌，简化了手术；后者用萨氏钳钳夹右心耳，避免了体外循环，有效减少了手术创伤和术后并发症的发生。但术前评估癌栓已累及下腔静脉壁、癌栓超出膈肌或长入右心房过多者，不适合采用转型处理。国外也有学者利用此技术来处理肾癌伴下腔静脉癌栓。

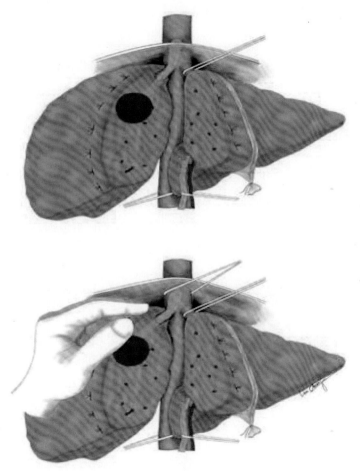

图 6-6　**转型处理**

　　2012年1月—2017年12月期间，福建省立医院共完成13例HCC伴IVCTT手术切除患者。男性11例，女性2例。年龄35～65岁，手术时间为175～420分钟，术中出血400～8400ml，阻断时间5～33分钟。膈下型（Ⅰ型）7例，膈上型（Ⅱ型）5例，心内型（Ⅲ型）1例。癌栓分别从肝短静脉（3例）、副右肝静脉（1例）、右肝静脉（5例）、左肝静脉（4例）进入下腔静脉。随访至2018年4月，13例患者中无瘤生存3例，分别为术后5、41、45个月；带瘤生存2例，术后分别存活7个月；死亡8例（表6-1）。

表 6-1　福建省立医院 13 例 HCC 伴 IVCTT 患者术中和术后资料

性别	年龄（岁）	手术时间（分）	阻断时间（分）	术中出血（ml）	分型	手术方式	癌栓进入通道	是否存活	生存时间（月）
男	36	280	21	500	Ⅰ	右半肝	肝短静脉	死亡	11
男	38	259	13	2000	Ⅱ	右半肝	右肝静脉	无瘤生存	41
男	60	235	33	800	Ⅰ	右半肝	肝短静脉	无瘤生存	45
男	35	300	16	1000	Ⅱ	左外叶	左肝静脉	死亡	17
男	42	370	20	800	Ⅱ	左半肝	左肝静脉	死亡	18
女	46	360	25	1500	Ⅱ	左半肝	左肝静脉	死亡	3
男	45	420	18	1400	Ⅲ	右半肝	右肝静脉	死亡	22
男	60	330	12	900	Ⅱ	右半肝	右肝静脉	死亡	3
女	61	175	5	400	Ⅱ	左半肝	左肝静脉	死亡	9
男	58	300	8	3000	Ⅰ	右半肝	右肝静脉	带瘤生存	7
男	57	330	10	8400	Ⅰ	右半肝	右肝静脉	带瘤生存	7
男	50	340	10	600	Ⅰ	右半肝	右肝静脉	死亡	3 天
男	65	310	5	700	Ⅰ	右尾叶	肝短静脉	无瘤生存	5

第三节　肝癌伴下腔静脉癌栓手术治疗的辅助技术

　　我们在第一节针对不同分型的 HCC 伴 IVCTT 所采用不同的手术方法做了详细的阐述。外科手术治疗 HCC 伴 IVCTT 的关键是完整切除肿瘤和瘤栓、防止术中癌栓的脱落、减少术中的出血以及维持机体血流动力学的稳定。实现上述目的需要一些辅助技术，下面我们将对这些主要辅助技术逐一阐述。

一、体外循环

　　体外循环又称心肺转流，是利用人工管道将人体大血管与人工心肺机连接，引流出静脉血并在体外氧合，调节温度和过滤后，再经血泵将氧合血输回动脉系统的生命支持技术，主要应用于心脏、大血管手术、肿瘤外科治疗等，已成为临床医学的一门重要技术。

　　Ⅲ型 HCC 伴 IVCTT 患者常规采用体外循环下行下腔静脉和右心房癌栓切除。体外循环分为停心跳和不停心跳两种，IVCTT 患者常采用不停心跳右心房切开取癌栓。我们常规游离切除病肝，仅剩患侧肝静脉与下腔静脉相连时才准备体外循环。这种做法的优点是缩短体外循环时间、缩短肝门阻断时间、减少相应并发症的发生。取胸部正中切口，打开纵隔及心包，分别作主动脉、上腔静脉、右股静脉插管，建立体外循环。阻断第一肝门、健侧肝静脉、肝下下腔静脉。切开右心房取栓。在患侧肝静脉汇入处纵行切开下腔静脉取栓，环形剪断患侧肝静脉，完整取出肿瘤与瘤栓。

体外循环下取癌栓可以降低癌栓脱落导致肺动脉栓塞的风险；手术视野相对干净，减少术中盲目取栓导致癌栓扩散；特别是癌栓累及下腔静脉需行下腔静脉切除重建时，让术者更为从容；维持机体血流动力学稳定。但体外循环也有一些并发症，如凝血功能障碍、短暂免疫抑制、局部缺血性损伤、神经系统并发症，甚至肿瘤细胞全身播散。

对于癌栓刚长入右心房者，有经食管超声心动图的指引下直接用萨氏钳钳夹右心耳而不行体外循环的报道。也有学者通过用手将右心房癌栓推回下腔静脉，于癌栓远端用萨氏钳钳夹右心耳而避免了行体外循环。但这两种方式均存在术中癌栓脱落导致肺动脉栓塞的风险。

二、下腔静脉滤器

HCC 伴 IVCTT 手术治疗最大的风险是术中癌栓脱落所致肺动脉栓塞，严重者可导致患者死亡。如何预防术中癌栓的脱落是外科医生迫切需要解决的问题。从我们有限的经验来看，IVCTT 大多数质地偏硬，不容易脱落。但有少数癌栓尖端有漂浮物样癌栓，极易脱落引起肺动脉栓塞。IVCTT 术中或术前放置滤器的文献报道较少，大多数文献报道下腔静脉滤器在肾癌伴下腔静脉癌栓中的应用。

放置下腔静脉滤器主要适用于Ⅰ型和Ⅱ型的 HCC 伴 IVCTT，其目的主要有两个，一个是预防术中癌栓脱落（＞5mm）导致急性肺动脉栓塞，提高手术安全性；另一个是防止癌栓长入右心房或转移至肺部。前者可以放置临时性下腔静脉滤器，既预防了术中可能发生的肺栓塞，又避免了长期放置下腔静脉滤器的并发症（滤器移位或成角、下腔静脉血栓、下腔静脉壁穿孔及肺栓塞等）。后者可放置永久性下腔静脉滤器，主要应用于不能耐受或不愿意手术的患者。近年来，可回收式下腔静脉滤器成为研究的热点，与以往滤器不同的是可回收式下腔静脉滤器可以取出，不仅能够达到预防肺动脉栓塞的目的，而且能够减少放置永久性下腔静脉滤器所带来的并发症。在条件允许的情况下，应尽量选择可回收式下腔静脉滤器，避免使用永久性下腔静脉滤器。

笔者不主张常规放置下腔静脉滤器，我们认为：①虽然术前放置下腔静脉滤器可提高手术的安全性，但下腔静脉滤器费用偏高。②只要遵循无瘤操作原则，减少术中对瘤体及癌栓的挤压，发生癌栓脱落的机会甚少。③术前可通过经食管超声心动图初步评估癌栓松软度及尖端有无漂浮物。如癌栓尖端有漂浮物，可考虑术前放置下腔静脉滤器。如无上述情况，我们主张术中对下腔静脉癌栓进行实时监测，不仅可以精准监测癌栓位置，而且可以确保在癌栓近心端阻断下腔静脉，避免阻断过低而将癌栓夹碎引起肺动脉栓塞。

三、球囊导管阻断技术

球囊导管阻断技术主要适用于下腔静脉内癌栓的处理，是一种简单而有效的方法。球囊导管阻断技术大多应用于肾癌合并下腔静脉癌栓的手术中，未见文献报道应用于 HCC 伴 IVCTT。

将球囊置入下腔静脉有经皮穿刺和术中经下腔静脉置入两种方法。经皮球囊导管阻断技术：采用改良 Seldinger 技术于右侧颈部经皮穿刺颈内静脉、头臂静脉、上腔静脉、右心房、下腔静脉，插入动脉导管作下腔静脉造影，明确瘤栓头部位置，将球囊放置于癌栓头部远端。行球囊阻断下腔静脉后，再行瘤栓切除术。术中经下腔静脉置入球囊：术中切开下腔静脉壁，经切开处置入球囊于下腔静脉癌栓近心端，进行腔内阻断。但此操作有导致癌栓脱落的风险。球囊导管阻断技术的主要优点是避免游离下腔静脉，简化了手术操作，减少手术创伤，缩短了手术时间；如球囊阻断肝静脉汇入下腔静脉界面以下，并不影响肝静脉血液的回流，维持了血流动力学的稳定，避免术中低血压，并保证心、脑、肺等重要脏器的灌注，减少术后相关并发症；经食管超声心动图指引下能将球囊精准定位，放置于下腔静脉癌栓近心端，避免了对肿瘤的挤压，减少了术中肺动脉栓塞和空气栓塞的风险。

四、Foley 导尿管

文献报道 Foley 导尿管主要应用于肾癌合并下腔静脉癌栓的外科手术取栓治疗。利用 Foley 导尿管尖端的气囊越过癌栓的头部，将癌栓完整拉出。主要适用于漂浮性下腔静脉癌栓，虽然也有癌栓进入右心房经 Foley 导尿管成功取栓的报道，但不适用癌栓广泛累及下腔静脉壁或右心房者。

Foley 导尿管取栓虽然避免了开胸或体外循环，但 Foley 导尿管取栓可能导致癌栓的脱落或破碎、肺动脉栓塞、尤其合并右心房癌栓者容易取栓失败或取栓过程中刺激右心房导致致命的心律失常。所以 Foley 导尿管取栓略显粗糙，随着外科技术的发展，经 Foley 导尿管取栓必然会被逐渐淘汰。

五、下腔静脉处理方法

HCC 伴 IVCTT 主要来源于肝静脉或肝短静脉，大多数癌栓不侵犯下腔静脉壁。癌栓是否累及下腔静脉壁，其处理方法也不相同。

（一）切开下腔静脉取癌栓的方法

如果下腔静脉癌栓未侵犯下腔静脉壁，其处理也相对简单。全肝血流阻断后，沿肝静脉汇入下腔静脉方向切开肝静脉和下腔静脉约 2～3cm，环形离断患侧肝静脉，连同癌栓和瘤体一并去除，注意观察癌栓头部的完整。松开肝下下腔静脉放血 100～300ml 冲洗，确认癌栓取尽后，用 3-0 Prolene 缝合下腔静脉切开处。

（二）下腔静脉切除重建

如果癌栓累及下腔静脉壁，应连同部分静脉壁一并切除。根据下腔静脉壁缺损情况，其重建方式也不同，主要有原位缝合、补片修补、端-端吻合及血管移植。原位缝合适用于下腔静脉壁缺损小于周径的 1/2 者，适合绝大多数 IVCTT 的患者；补片修补适合于下腔静脉壁缺损宽度不超过 2cm，可考虑用心包补片；端-端吻合适用于切除下腔静脉长度不超过 2cm，吻合后血管壁无张力。如果切除下腔静脉壁过长（＞2cm）时，通常采用人工血管移植重建下腔静脉（图 6-7）。因取材及静脉重建费时，很少采用自体静脉修补下腔静脉，延长了全肝血流阻断时间，影响机体血流动力学的稳定，增加了术后并发症的发生率。癌栓累及下腔静脉壁，无形中增加了手术的难度和风险，术前应行下腔静脉及肝静脉成像，术中经食管超声心动图判断癌栓是否累及下腔静脉壁，以及侵犯下腔静脉壁的范围，详细评估手术的可切除性及下腔静脉重建方式。在保障手术安全实施的情况下，提高手术根治率，减少术后并发症和延长患者生存时间。

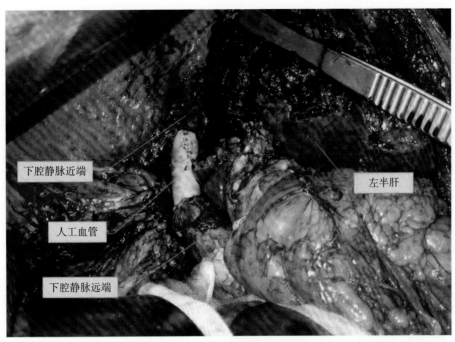

图 6-7　人工血管重建下腔静脉

除了上述辅助技术外，还有经食管超声心动图、全肝血流阻断等辅助技术，这些将在第七章阐述。

第四节　经腹腔显露膈上下腔静脉的方法

既往对 IVCTT 癌栓超过膈肌水平者，要求开胸手术以显露膈上下腔静脉。但开胸手术创伤大、费时且有一定并发症。经腹腔显露膈上下腔静脉不失为一种较好的方法。该方法具有一定的优势：避免了开胸、减少了手术创伤及相关并发症的发生、缩短手术时间、促进术后快速康复。文献报道了经腹腔显露膈上下腔静脉的五种方法，本章节将对这五种方法进行详细描述。

一、横行切开心包底部膈肌

Miyazaki 等提出横行切开心包底部膈肌显露膈上下腔静脉的方法（图 6-8）。取双肋缘下斜切口，离断镰状韧带、双侧冠状韧带、三角韧带后，横行切开心包底部部分膈肌，充分显露膈上下腔静脉，用萨氏钳从膈上下腔静脉的左侧进入心包，于下腔静脉汇入右心房处阻断膈上下腔静脉。此方法虽然简单，但膈上下腔静脉显露欠佳，阻断膈上下腔静脉有一定的盲目性。

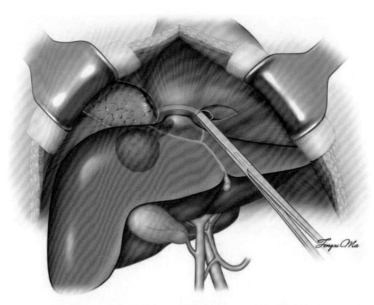

图 6-8　横行切开心包底部膈肌显露膈上下腔静脉

二、环形离断膈肌中心腱

　　Ciancio 等提出环形离断膈肌中心腱的方法显露膈上下腔静脉（图 6-9）。通过离断镰状韧带、双侧冠状韧带、三角韧带后，紧贴下腔静脉，环形离断膈肌的中心腱来显露膈上下腔静脉，直至下腔静脉汇入右心房处。术中经食管超声心动图可以明确癌栓的头部及活动度情况，以确定放置阻断带的位置。此方法相对简单安全，不切开心包，但相对费时。

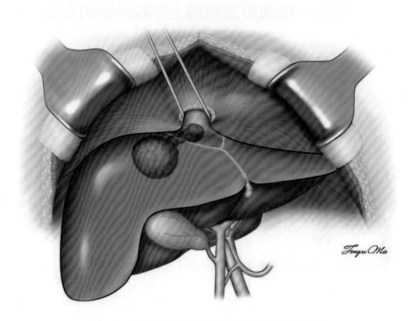

图 6-9　环形离断膈肌中心腱显露膈上下腔静脉

三、经膈肌心包窗

Chen 等提出切开膈肌心包窗的方法显露膈上下腔静脉（图 6-10）。通过游离左肝外叶，经过膈肌和肝脏之间平面即经膈肌心包窗的方法来显露膈上下腔静脉。通过这个窗口，钝锐结合分离，可以阻断心包内膈上下腔静脉。虽然这种方法简单有效，但视野显露欠佳。

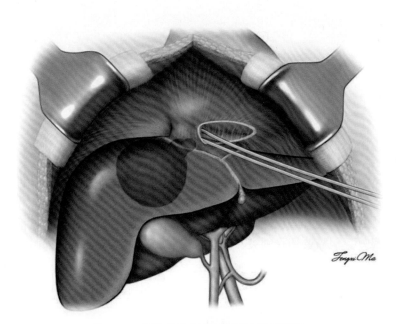

图 6-10　经膈肌心包窗显露膈上下腔静脉

四、纵向切开膈肌

我们提出纵向切开膈肌显露膈上下腔静脉的方法（图 6-11）。在肝上下腔静脉的正前方膈肌中份切开（但不切开膈肌腔静脉裂孔），切开时应向两边提起膈肌，避免损伤心脏。术中可根据需要向上或向下切开膈肌，充分显露膈上下腔静脉。膈上下腔静脉两侧分离心包外膜，术中经食管超声心动图确定癌栓的头部，于癌栓头部近心端放置预阻断带。取栓结束后，间断缝合膈肌，间距约 1.0～1.5cm 左右，心包内积液能经该间隙流入腹腔，避免放置引流管，又不至于因间距过宽形成膈疝。

我们的方法简单明了，避免了开胸，减小了手术创伤；手术视野好；保留下腔静脉腔静脉裂孔；不需要特殊技术及器械。缺点是切开了心包外膜，破坏心包的完整性。

五、经心包与膈肌汇合处分离切开膈肌

Mizuno 等提出经心包与膈肌汇合处分离切开膈肌显露膈上下腔静脉的方法（图 6-12）。通过切除剑突及切开剑突下的膈肌，于心包外膜与膈肌之间分离，离断下腔静脉与剑突连线之间的膈肌，将心包外膜向上推移，显露膈上下腔静脉，于心包外阻断膈上下腔静脉。

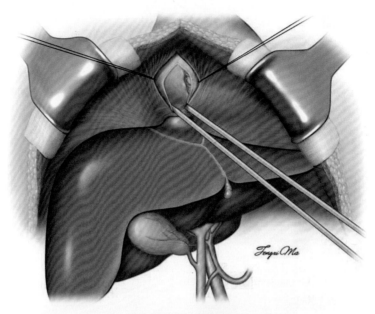

图 6-11　纵向切开膈肌显露膈上下腔静脉

　　该术式的优势是不切开心包外膜，保留了心脏包膜的完整性，减少了手术创伤，膈上下腔静脉显露良好，但需要切除剑突，且要求切开膈肌时不损伤心包外膜，有一定的技术要求。

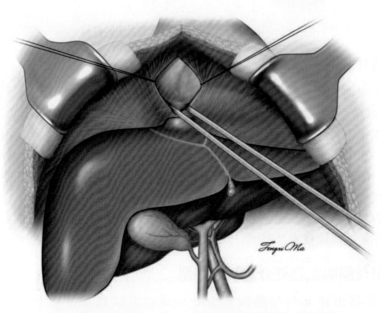

图 6-12　经心包与膈肌汇合处分离切开膈肌显露膈上下腔静脉

（严茂林　王耀东　韩　涛　丁　杭）

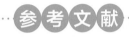

1. Jung H, Lee KU, Shin WY, et al. Treatment outcomes of surgical resection for hepatocellular carcinoma with inferior vena cavainvasion and/or thrombosis.Hepatogastroenterology, 2011, 58 (110-111):1694-1699.

2. Liu J, Wang Y, Zhang D, et al. Comparison of survival and quality of life of hepatectomy and thrombectomy using total hepatic vascular exclusion and chemotherapy alone in patients with hepatocellular carcinoma and tumorthrombi in the inferior vena cava and hepatic vein.Eur J Gastroenterol Hepatol, 2012,24(2):186-194.

3. Wakayama K, Kamiyama T, Yokoo H, et al. Surgical management of hepatocellular carcinoma with tumor thrombi in the inferior vena cavaor right atrium.World J Surg Oncol, 2013, 11:259.

4. Wang Y, Yuan L, Ge RL, et al. Survival benefit of surgical treatment for hepatocellular carcinoma with inferior vena cava/right atrium tumor thrombus: results of a retrospective cohort study.Ann Surg Oncol, 2013,20(3):914-922.

5. Nakamura K, Beppu T, Hayashi H, et al. Recurrence-free survival of a hepatocellular carcinoma patient with tumor thrombosis of theinferior vena cava after treatment with sorafenib and hepatic resection.Int Surg, 2015,100(5):908-914.

6. 严茂林,洪嘉明,吴嘉艺,等.肝癌伴下腔静脉癌栓的分型及外科治疗.中华普通外科杂志,2015, 30(9):701-703.

7. 严茂林,游燊,王耀东,等.采用一种新的经腹膈肌方法治疗肝癌合并膈上下腔静脉癌栓.中华消化外科杂志,2014,13(2):155-156.

8. Zini L, Haulon S, Leroy X, et al. Endoluminal occlusion of the inferior vena cava in renal cell carcinoma with retro- or suprahepatic caval thrombus.BJU Int, 2006,97(6):1216-1220.

9. Metcalfe C, Chang-Kit L, Dumitru I, et al.Antegrade balloon occlusion of inferior vena cava during thrombectomy for renal cell carcinoma.Can Urol Assoc J,2010, 4(4):E105-108.

10. 张涛,黄纪伟,曾勇.肝细胞癌合并下腔静脉癌栓的外科治疗.四川大学学报（医学版）,2013, 44(6):1005-1008.

11. Taweemonkongsap T, Nualyong C, Leewansangtong S, et al. Surgical treatment of renal cell carcinoma with inferior vena cava thrombus: using liver mobilization technique to avoid cardiopulmonary bypass.Asian J Surg, 2008, 31(2):75-82.

12. Ohta M, Nakanishi C, Kawagishi N,et al. Surgical resection of recurrent extrahepatic hepatocellular carcinoma with tumor thrombus extending into the right atrium under cardiopulmonary bypass: a case report and review of the literature. Surg Case Rep, 2016, 2(1):110.

13. Shivathirthan N, Shimoda M, Kosuge T, et al. Recurrent hepatocellular carcinoma with tumor thrombus in right atrium - report of a successful liver resection with tumor thrombectomy using total hepatic vascular exclusion without concomitantcardiopulmonary bypass.Hepatogastroenterology, 2012,59(115):872-874.

14. Boorjian SA, Blute ML. Surgery for vena caval tumor extension in renal cancer. Curr Opin Urol,

2009,19(5):473-477.

15. Akchurin RS, Davidov MI, Partigulov SA, et al. Cardiopulmonary bypass and cell-saver technique in combined oncologic and cardiovascular surgery. Artif Organs, 1997, 21(7):763–765.

16. Grundmann U, Rensing H, Adams HA, et al. Endotoxin desensitization of human mononuclear cells after cardiopulmonary bypass. Anesthesiology. 2000,93:359–369.

17. Souki FG, Demos M, Fermin L, et al.Transesophageal echocardiography-guided thrombectomy of intracardiac renal cell carcinoma without cardiopulmonary bypass. Ann Card Anaesth,2016, 19(4): 740-743.

18. Guglielmo N, Melandro F, Montalto G, et al. Surgical treatment of renal carcinoma with atrial tumor thrombus avoiding cardiopulmonary bypass: step-by-step description.Urologia,2015, 82(4):223-225.

19. Li AJ, Yuan H, Yin L, et al. Cavoatrial thrombectomy in hepatocellular carcinoma with tumor thrombus in the vena cava and atrium without the use of cardiopulmonary bypass. Ann Vasc Surg, 2014,28(6):1565.

20. Delis S, Dervenis C, Lytras D,et al. Liver transplantation techniques with preservation of the natural venovenous bypass: effect on surgical resection of renal cell carcinoma invading the inferior vena cava. World J Surg, 2004,28(6):614-619.

21. Izaki K, Matsumoto S, Konishi J, et al. Temporary placement of inferior vena cava filter prior to transcatheter arterial embolization (TAE) for hepatocellular carcinoma with IVC tumor thrombus-- prevention of pulmonary tumor emboli after TAE. Gan To Kagaku Ryoho, 2001; 28(11):1708-1711.

22. Zhang JP, Zhu Y, Liu YJ, et al. Temporary filters and liver mobilization technique improve the safety and prognosis of radical nephrectomy and inferior vena cava thrombectomy in renal cell carcinoma with subdiaphragmatic thrombosis.Urol Int,2013,91(3):279-284.

23. Abtahian F, Hawkins BM, Ryan DP, et al. Inferior vena cava filter usage, complications, and retrieval rate in cancer patients. Am J Med, 2014,127(11):1111-1117.

24. Han Ni, Lei Win. Retrievable inferior vena cava filters for venous thromboembolism. ISRN Radiol, 2013, 2013: 959452.

25. Gokhan Kuyumcu, T. Gregory Walker. Inferior vena cava filter retrievals, standard and novel techniques. Cardiovasc Diagn Ther, 2016,6(6): 642-650.

26. Kanka KC, Tabibian L, Alexander J.Endoluminal control of the inferior vena cava during resection of a level Ⅲ tumor thrombus associated with renal cell carcinoma: a case report and review of the literature.Vasc Endovascular Surg, 2010,44(6):499-502.

27. Zini L, Koussa M, Haulon S, et al.Results of endoluminal occlusion of the inferior vena cava during radical nephrectomy and thrombectomy.Eur Urol, 2008,54(6):778-783.

28. Yang Y, Sun S, Xiao X, et al.Temporary balloon occlusion of inferior vena cava in resection of renal tumor with vena cavathrombus extension.Urology, 2009,73(3):645-648.

29. Yanaga K, Yoshizumi T, Komori K, et al. Balloon catheter-assisted inferior vena cava tumor thrombectomy without thoracotomy. Hepatogastroenterology, 1997,44(15):796-797.

30. Sobczyński R, Golabek T, Przydacz M, et al. Modified technique of cavoatrial tumor thrombectomy without cardiopulmonaryby-pass and hypothermic circulatory arrest: a preliminary report. Cent

European JUrol, 2015,68(3):311-317.

31. Malde DJ, Khan A, Prasad KR, et al. Inferior vena cavaresection with hepatectomy: challenging but justified. HPB (Oxford), 2011,13(11):802-810.

32. 王义, 陈汉, 孙延富, 等. 肝癌合并下腔静脉癌栓 11 例的外科治疗体会. 中华普通外科杂志, 2003,18(7):394-396.

33. Miyazaki M, Ito H, Nakagawa K, et al. An approach to intrapericardial inferior vena cava through the abdominal cavity, without median sternotomy, for total hepatic vascular exclusion. Hepatogastroenterology,2001,48(41):1443-1446.

34. Ciancio G, Soloway M. Renal cell carcinoma with tumor thrombus extending above diaphragm: avoiding cardiopulmonary bypass. Urology, 2005,66(2):266-270.

35. Chen TW, Tsai CH, Chou SJ, et al. Intrapericardial isolation of the inferior vena cava through a transdiaphragmatic pericardial window for tumor resection without sternotomy or thoracotomy. Eur J Surg Oncol,2007,33(2):239-242.

36. Mizuno S, Kato H, Azumi Y, et al. Total vascular hepatic exclusion for tumor resection: a new approach to the intrathoracic inferior vena cava through the abdominal cavity by cutting the diaphragm vertically without cutting the pericardium.J Hepatobiliary Pancreat Sci,2010,17(2):197-202.

37. Llovet JM, Ricci S, Mazzaferro V, et al. Sorafenib in advanced hepatocellular carcinoma. N Engl J Med, 2008,59(4):378-390.

第七章
肝癌伴下腔静脉癌栓的围术期管理

肝细胞性肝癌（hepatocellular carcinoma，HCC）伴下腔静脉癌栓（inferior vena cava tumor thrombus，IVCTT）外科手术的风险极大，应加强围术期管理，注重术前评估、术中精准操作、减少术中出血及术后并发症的发生，以提高其远期生存率。

第一节　肝癌伴下腔静脉癌栓的可切除性评估

一、术前可切除性评估

（一）体格检查

一般状况、营养状态、锁骨上淋巴结有无肿大、腹部有无肿块、肿块大小、质地、表面光滑程度、边缘情况、有无压痛、与呼吸运动的关系等。如果体检发现左锁骨上淋巴结肿大，可以活检以明确有无转移。

（二）重要脏器功能检查

心肝肺肾等重要脏器功能检查，其中肝功能要求 Child-Pugh A/B 级。必要时行心脏彩超和肺功能检查。根据患者具体情况决定是否行一些特殊检查，如冠脉 CTA、24 小时动态心电图及动态血压监测等。

（三）术前影像学检查

胸片、B 超、增强 CT 扫描及三维血管重建、磁共振增强扫描、下腔静脉造影等。术前影像学检查的主要目的是为了明确诊断和评估有无手术指征。建议行肝脏 CT 三期扫描或磁共振增强扫描以明确肝内有无转移、门静脉是否侵犯、肝静脉和下腔静脉癌栓情况、腹腔淋巴结有无转移，从而判断肝脏肿瘤的可切除性；肺部 CT 增强扫描除外肺部转移灶；我们建议常规行 PET-CT 检查判断是否存在远处转移，以评估有无手术指征。

（四）经食管超声心动图检查

主要判断下腔静脉有无癌栓、癌栓的位置、大小、长度、癌栓远端是否有漂浮物、癌栓与下腔静脉壁的关系、心脏内是否有癌栓等，以判断肿瘤的可切除性。

术前可切除性评估主要包括三个方面：肝内病灶的可切除性、IVCTT 的完整性切除和有无远处转移。肝内病灶的可切除性评估包括病灶的完整性切除、肝功能、门静脉是否受累及、肝硬化程度、剩余肝体积等。经 CT 或磁共振检查及经食管超声心动图检查基本可以判断 IVCTT 能否完整切除。PET-CT 检查可以判断有无远处转移。除了上述三个方面，患者一般情况、营养状态及重要脏器功能（心肺肾等）也是我们术前应重点评估的内容。

患者一般情况好、肝功能为 Child-PughA 级、病灶及癌栓完整性切除、足够的残余肝

行全肝血流阻断前均应评估患者血流动力学储备情况，同时应与麻醉师充分沟通，阻断前予以充分补液，防止全肝血流阻断后低血压。将患者置于 Trendelenburg（头低仰卧位）位置，同时将夹闭下腔静脉一分钟来评估患者术中血流动力学储备情况。如果不能维持血流动力学稳定，应考虑给予循环支持。

HCC 伴 IVCTT 手术过程中行全肝血流阻断的目的是为了减少下腔静脉切开取癌栓过程中出血，同时防止空气栓塞和癌栓脱落导致肺动脉栓塞。术中在保证癌栓取尽和防止肺栓塞的情况下，尽量缩短全肝血流阻断时间，减少对机体血流动力学和脏器功能的影响。

第三节 经食管超声心动图在肝癌伴下腔静脉癌栓围术期的应用

经食管超声心动图（transesophageal echocardiography，TEE）是将超声探头放置到食管内，从心脏的后方观察心脏的结构和功能。与普通的经胸超声心动图相比，TEE 避免了胸壁、肺组织等因素的影响，能提供清晰图像；从心脏后方观察心脏，不仅不影响手术操作，而且观察某些心脏结构更为清楚；术中实时动态连续监测，指导术中操作；术中术后监测心功能及肺动脉高压等。本节就 TEE 在 HCC 伴 IVCTT 围术期的应用作一阐述。

一、经食管超声心动图的适应证和禁忌证

TEE 属于半侵袭性操作，有一定的并发症。其适应证有：①经胸超声检查成像困难或者诊断不明确的心脏血管疾病；②应用于心血管疾病以外疾病的诊断与治疗，如 HCC、肝外伤、腹膜后血肿的诊断与 HCC 伴 IVCTT 的取栓治疗等；③上述疾病的术前评估与术中监测。

TEE 的禁忌证包括：①食管疾病，如食管胃底静脉中重度曲张，特别是有近期出血者、食管癌或肿瘤累及食管者、气管食管瘘、食管憩室等。②严重心血管疾病，如重症心力衰竭、严重心律失常、感染性或失血性休克等。③全身情况较差，不能耐受手术；严重凝血功能障碍；心肺肾等重要脏器功能障碍。

二、术前诊断与评估

TEE 可以术前明确下腔静脉有无癌栓、确定癌栓的来源、癌栓位置、大小、长度、癌栓尖端是否有漂浮物（图 7-2）；更为重要的是评估下腔静脉阻塞程度、癌栓有无侵犯下腔静脉壁 / 右心房壁，评估是否需要切除部分下腔静脉壁，然后重建下腔静脉。

食管下端毗邻肝脏，TEE 也可作为术前评估肝脏结构及其病变的有效手段。TEE 能及时了解肝脏质地情况，早期诊断肝脏结节、肿瘤，为尽早手术治疗提供依据。有研究表明，TEE 评估肝静脉血流方面优于经腹彩色多普勒，分析肝静脉血流有助于评估肝脏灌注、三尖瓣反流、右心室功能不全等。

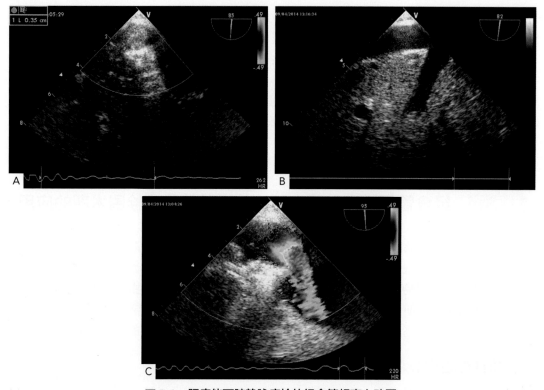

图 7-2　**肝癌伴下腔静脉癌栓的经食管超声心动图**

A.癌栓在右心房入口处；B.取栓后下腔静脉通畅；C.取栓后血流恢复

TEE 可以明确心脏、肺动脉主干、左右分支有无癌栓，发现术前影像学没有发现的转移灶，评估手术风险，决定是否手术治疗。所以 TEE 在术前筛查有无远处转移及决定后续的治疗方案中发挥重要作用。

TEE 可以监测心功能及肺动脉高压情况，可以作为术中术后的参考指标。

三、术中监测

我们主张术中 TEE 实时动态连续监测癌栓，一方面可以监测术中癌栓有无脱落，特别是取栓过程中发生肺动脉栓塞，术中 TEE 可以明确癌栓位置，指导手术方式的选择，为临床抢救赢得时间；另一方面，指引下腔静脉阻断带放置于癌栓尖端以远，特别是Ⅰ型和Ⅱ型 IVCTT 患者，避免术中因放置阻断带导致癌栓脱落，降低手术风险。我们的经验证实，经术中 TEE 可以精准指导球囊导管的放置，TEE 监测下放置膈上下腔静脉阻断带是安全可行的。

TEE 可在术中进一步确定 IVCTT 的分型，修正术前诊断，以便术者根据术中癌栓情况决定手术方式。我们术中发现 1 例 HCC 伴 IVCTT 患者术前诊断为Ⅰ型，术中 TEE 诊断为Ⅱ型，及时予以修正诊断及更改手术方式。所以Ⅰ型癌栓接近膈肌水平，或Ⅱ型癌栓接近右心房入口水平的 IVCTT 患者，术中 TEE 显得尤为必要。

术中 TEE 可以了解右心室功能及有无肺动脉高压。由于实施全肝血流阻断后，患者术中容易出现心率增快及血压降低，术中 TEE 监测可以帮助我们评估出现上述现象的原因（如血容量不足或者心功能不全），帮助术中予以针对性处理，减少术后并发症。

四、术后监测

术后 TEE 可以进一步明确癌栓是否取净（图 7-2），特别是右心房癌栓者或下腔静脉合并附壁血栓者；监测心功能情况，特别是评价右心功能；评估术后肺动脉压的情况，除外有无气体或癌栓栓塞。对 IVCTT Ⅲ 型患者，还可以评价体外循环手术导致的心脏功能及血流动力学变化。

综上所述，我们认为 TEE 在 HCC 伴 IVCTT 围术期的应用是安全可行的，对癌栓类型的判定、手术方式的选择、术后癌栓是否取净的评估等具有重要的指导意义。

第四节　肝癌伴下腔静脉癌栓术中并发症的防治

HCC 伴 IVCTT 术中可以出现多种并发症，如低血压、高钾血症、心律失常、空气栓塞、癌栓脱落致肺动脉栓塞、代谢性酸中毒等，严重时可以威胁患者生命。本节阐述主要并发症如术中低血压、空气栓塞、癌栓脱落等的防治。

一、术中低血压的防治

（一）术中低血压原因

引起术中低血压的原因主要有心功能衰竭、血容量不足及血管张力低。具体原因有：低血容量、急性心衰、栓子脱落、过敏性休克、静脉梗阻回流不畅、严重的水电解质酸碱失衡、张力性气胸等。在 HCC 伴 IVCTT 手术过程中，最常见的原因还是切肝和（或）切开下腔静脉取癌栓时失血过多，或全肝血流阻断前补充晶体液不足，导致血容量不足引起低血压。

（二）术中低血压的诊断

患者入手术室后连续测定三次动脉血压的平均值为基础血压。动脉血压（平均动脉压）下降 > 基础值 20% ~ 30%、时间 > 10 分钟，便可定义为低血压。

（三）术中低血压的处理原则

术中低血压的处理原则：强心、扩容、收缩血管。利用肾上腺素等强心，补充充足的晶体液和胶体液以扩容，用去甲肾上腺素收缩血管，以维持血压在术前平均值的 ±20%，以及适当的血红蛋白及尿量（0.5ml/kg·h），保证重要脏器血流灌注。

（四）术中低血压的预防措施

长时间的低血压会造成全身多个重要脏器的功能损害，所以预防术中低血压显得尤为重要。根据我们的经验，部分术中低血压是可以预防的。①补充足够的血容量。如阻断全肝血流及下腔静脉血流之前，与麻醉师充分沟通，常规补充晶体液 1500ml 及胶体液 500ml，能明显减少术中低血压时间。②减少术中出血。我们提倡切开下腔静脉或右心房取栓前，阻断残肝的肝静脉以减少术中出血。③条件许可时，保证一定的回心血流量。如针对癌栓来自副肝右静脉或肝短静脉且癌栓未超过第二肝门（Ⅰa 型）者，我们阻断肝下下腔静脉后，于第二肝门下方癌栓上方阻断下腔静脉，不阻断第一肝门和第二肝门，保证肝脏血流进入下腔静脉，维持血流动力学的稳定（图 7-3）。④减少全肝血流阻断时间。我们建议仅剩患侧肝静脉与下腔静脉相连时，再行全肝和下腔静脉血流阻断，以减少全肝血流阻断时间。

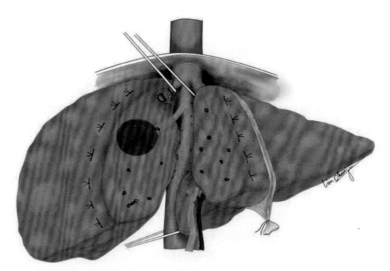

图 7-3　阻断肝后下腔静脉，不阻断入肝和出肝血流

二、术中静脉空气栓塞的防治

静脉空气栓塞是指空气进入静脉系统，随后通过中心静脉进入到右心房、右心室、肺动脉而引起栓塞。由于 HCC 伴 IVCTT 患者需要切开肝静脉或下腔静脉取癌栓，空气可直接进入下腔静脉，导致肺动脉空气栓塞。静脉空气栓塞是 HCC 伴 IVCTT 术中少见而又致命的并发症。

（一）术中静脉空气栓塞的原因

发生空气栓塞的必要条件有血管破口、血管内外压力差、空气进入。HCC 伴 IVCTT 术中发生空气栓塞的主要原因是下腔静脉切开取癌栓过程中，需要切开肝静脉或下腔静脉壁，气体经下腔静脉破口进入，但也有切肝过程中损伤肝静脉或下腔静脉，导致气体进入下腔静脉。

（二）术中静脉空气栓塞的诊断

进入静脉的气体量、进入的速度及患者心肺功能代偿情况是决定病情严重程度的主要因素。少量气体可以无任何症状。较多气体进入时，可表现为肺动脉高压、中心静脉压升高、呼气末二氧化碳分压骤降、血氧饱和度骤降、高二氧化碳血症，随后出现血压下降、心率减慢、心律失常，甚至心搏骤停。

心前区听诊是最常用的监测方法，可听到磨轮样杂音。监测呼气末二氧化碳分压和呼气末 N_2 的变化有助于早期诊断术中空气栓塞；术中心脏超声或经食管超声也可以发现心脏或肺动脉内的气体及节段性室壁运动异常，有助于空气栓塞的诊断，其中经食管超声心动图是监测心内气体栓塞最敏感的方法，直径小于 2mm 的气体栓子均能清楚显示。

（三）术中静脉空气栓塞的治疗

术中空气栓塞的治疗要做到早发现、早诊断、早治疗，特别强调术中持续监测呼气末二氧化碳分压的重要性。术中空气栓塞的最初症状表现为呼气末二氧化碳分压骤降（多降至 20mmHg 以下），然后才出现血压和心率的下降。所以密切监测呼气末二氧化碳分压可以发现亚临床状态的空气栓塞，以便尽早处理。但呼气末二氧化碳分压监测略显滞后，最近研究表明监测呼气末 N_2 的变化（空气栓塞时会明显升高）有助于空气栓塞的早期诊断，其特异性和敏感性均高于呼气末二氧化碳分压监测。

空气栓塞的紧急处理措施有：通知手术医生暂停手术，寻找有无肝静脉或下腔静脉破口；吸入纯氧气；头低足高位；术中食管超声引导下经深静脉导管抽吸空气（理论上是最理想的方法）；心血管活性药物维持血流动力学的稳定；使用地塞米松；除外心脑等重要脏器动脉栓塞的可能。

（四）术中静脉空气栓塞的预防

术中一旦发生静脉空气栓塞，抢救措施极为有限。我们要提高对其的认识，时刻注意预防，始终贯彻防重于治的思想。

术中静脉空气栓塞的预防主要针对其发生原因进行防治。①切开下腔静脉前，必须完全阻断肝下下腔静脉、癌栓以远的肝上下腔静脉，以免切开取癌栓过程中发生气体栓塞；②取尽 IVCTT 后，完全缝闭下腔静脉切开处之前，必须松开肝下下腔静脉放血，以排尽下腔静脉内的空气；③我们强调切肝手术中尽量减少对肝静脉或下腔静脉的损伤，特别是静脉小破口要及时缝合或用湿纱布压迫；④术前与麻醉师充分沟通，针对空气栓塞采取预防措施，如术前漂浮导管的置入等。

我们认为只要手术医生和麻醉师重视术中空气栓塞，术中空气栓塞是可以防治的。福建省立医院 13 例 HCC 伴 IVCTT 病例，无一例发生术中空气栓塞。

三、术中癌栓脱落的防治

（一）术中癌栓脱落的原因

术中癌栓脱落是 HCC 伴 IVCTT 手术最大的风险。癌栓脱落的主要原因有手术过程中挤压肿瘤及癌栓或腹腔减压，导致其脱落。福建省立医院 13 例病例，手术中均发现癌栓质地偏硬，与主瘤连接紧密，不容易脱落。但是我们也发现癌栓尖端有漂浮物样血栓，此种癌栓容易脱落，术中应谨慎操作。

（二）术中癌栓脱落的诊断

癌栓脱落后经血液循环到右心房，堵塞三尖瓣，导致急性右心衰竭；如果癌栓进入右心室，堵塞肺动脉引起急性肺动脉栓塞。由于患者处于全麻状态，急性肺动脉栓塞的典型症状如胸痛、呼吸困难、咳嗽等临床症状被掩盖。如果术中突然出现低血压、氧饱和度下降、颈静脉充盈、中心静脉压升高，经食管超声心动图提示肺动脉增宽，应考虑肺动脉栓塞可能。

（三）术中癌栓脱落的治疗

肺动脉癌栓栓塞诊断明确后，行体外循环下肺动脉切开取栓。从诊断明确肺动脉栓塞到建立体外循环需要一定时间，机体组织器官缺血缺氧时间较长，术后容易因发生凝血功能障碍及多器官功能衰竭而死亡。所以，HCC 伴 IVCTT 患者术中发生急性肺动脉栓塞抢救成功率较低。

术中发现心搏骤停，不建议行胸外心脏按压。因为胸外按压容易导致癌栓进一步脱落或碎裂，导致肺动脉广泛栓塞。

（四）术中癌栓脱落的预防

术中发生肺动脉癌栓栓塞的后果严重，如何预防显得十分重要。我们不主张常规放置腔静脉滤网，但针对高危患者，如癌栓柔软或尖端有漂浮物，术前应放置腔静脉滤网；术中减少对肿瘤及癌栓的挤压；术中经食管超声心动图实时监测；术中密切观察，尽早诊断肺动脉栓塞；我们建议 HCC 伴 IVCTT 手术患者均应在有体外循环的手术室进行。

其他并发症如高钾血症、代谢性酸中毒、高血糖、心律失常等，本节不再赘述。

第五节 肝癌伴下腔静脉癌栓术后处理

一、术后一般处理

快速康复理念始终贯穿术后康复的整个过程。

（一）生命体征的监测

术后常规心电监测 24 ~ 48 小时。术后如果出现心率偏快，血压降低，应查明原因，如急性失血所致贫血、补液不足、急性心功能不全、心包积液等，积极予以对症支持处理。

（二）术后快速康复

常规使用镇痛泵，术后镇痛治疗能减轻患者痛苦和心理负担，促进患者术后康复；术前不常规放置胃管，不灌肠；术中尽早拔除导尿管；术后当天，患者麻醉苏醒后被动活动四肢，预防下肢深静脉血栓形成；术后第一天即可进食流质；鼓励患者咳嗽咳痰或吹气球进行呼吸锻炼、帮助患者翻身拍背；鼓励患者尽早下床活动。

（三）保持引流管通畅

保持引流管通畅，密切观察引流液的量、色泽。特别要除外有无活动性出血、胆漏等。妥善固定引流管、防止引流管扭曲或脱落、定期更换引流袋。拔除引流管前常规肝周B 超检查，了解腹腔有无积液。

（四）抗生素

术前半小时预防性使用抗生素、手术时间超过 3 小时，或失血量大（> 1500ml）时，可术中给予第 2 剂抗生素。如无特殊情况，术后不使用抗生素。

（五）凝血功能障碍

术中大量出血或行体外循环肝素化后，容易出现凝血功能障碍。前者需要输注新鲜血浆、冷沉淀及血小板；后者必要时可采用鱼精蛋白中和肝素。

（六）维持水、电解质、酸碱平衡

术后监测血常规、肝肾功能、电解质、血气分析、血糖、凝血功能等。特别是全肝血流阻断时间较长者，术后应密切监测血气分析，除外有无代谢性酸中毒。另外，术中术后低血压时间较长者，密切监测肾功能、尿量及尿常规，分析肾功能不全及尿量减少的原因，及时予以处理。白蛋白较低者（< 30g/L）应补充白蛋白并适当利尿。

（七）营养支持

术后患者的进食量不能满足机体所需能量，术后第一天可补充肠外营养，一般补充

3~5天即可停用。BMI < 30，每天所需能量为 20~25kcal/（kg·d）；BMI ≥ 30，每天所需能量为正常需要量的 70%~80%。建议使用中长链脂肪乳，约占总能量的 30%~40%，严重应激时，可适当提高到 50%。必要时辅以肠内营养制剂。

（八）应激性溃疡的防治

术后 24~48 小时可以使用质子泵抑制剂，以减少应激性溃疡的发生。术前有消化性溃疡病史及年龄偏大等患者可适当延长质子泵使用时间。

（九）术后抗凝治疗

HCC 患者本身处于高凝状态，以及术中下腔静脉切开或下腔静脉人工血管置换等，术后可根据腹腔引流液的量及色泽来决定开始使用低分子肝素的时间。我们常规在术后第 2~3 天使用低分子肝素，以减少术后静脉血栓形成和肺动脉栓塞的几率。

二、术后伴随疾病的处理

HCC 伴 IVCTT 患者可伴随高血压、冠心病、糖尿病、深静脉血栓等，要重视术后对伴随疾病的处理，减少术后伴随疾病相关并发症的发生。本小节主要对糖尿病和高血压等常见伴随疾病的术后处理作一阐述。

（一）术后糖尿病管理

禁食阶段，术前口服降糖药或注射胰岛素者，术后停用口服降糖药。使用胰岛素泵，每 1~2 小时监测血糖。根据血糖水平调整胰岛素剂量，维持血糖 8~10.0mmol/L，密切监测肝肾功能、酮体和电解质。根据情况决定是否输注静脉营养，注意输液中葡萄糖与胰岛素的比例控制为（3~5）：1。

恢复进食后，可将胰岛素改为皮下注射，以静脉胰岛素用量的 80% 作为初始总剂量，各 1/2 分别用于基础和餐前胰岛素量，一般采用三餐前短效胰岛素 + 睡前长效胰岛素的治疗方案。待患者饮食恢复正常后，可根据血糖情况决定继续胰岛素或改为口服降糖药物治疗。

（二）术后高血压管理

HCC 伴 IVCTT 术后高血压可能是术前存在高血压或手术应激导致高血压，前者表现为持续性，后者常表现为一过性。由于术后高血压容易诱发心力衰竭、心肌梗死、脑出血、脑梗死、肾功能损害等，医生的处理是否及时得当，密切关系着患者预后。

术后高血压的原因有术前合并高血压、手术应激和术后疼痛、补液量过多、焦虑与恐惧、尿潴留等。

术后高血压的治疗：

1. 严密监测术后血压。术后应立即予以心电监护，每小时记录血压 1 次，平稳后每 2~4 小时监测血压，直至 24~48 小时。

2. 镇痛治疗由于麻醉药的消散、切口疼痛导致高血压。HCC 伴 IVCTT 手术偏大，患者术后应常规予以镇痛处理，以减少血压波动。

3. 消除患者的焦虑与恐惧由于术后引流管多、对病情和预后忧虑重重、渴望迅速康复等原因，患者容易出现焦虑和恐惧，医护人员应多关心和耐心开导患者、解除焦虑情绪。

4. 药物降压术后出现高血压应及时处理，常用口服降压药物有：卡托普利、硝苯地平、尼卡地平等。卡托普利具有疗效肯定、价格较低等优点，已成为临床最常用的 ACEI 类降压药。硝苯地平应用于术后高血压效果欠佳，可能原因为术后应激产生大量的儿茶酚胺，而硝苯地平本身也具有兴奋交感神经系统的作用。有研究报道舌下含服硝苯地平容易并发心脑血管意外。尼卡地平适合有冠心病、心肌缺血的患者。

静脉用药有硝酸甘油、乌拉地尔、艾司洛尔等。硝酸甘油为术后高血压的首选静脉用药，降压效果良好；乌拉地尔主要适用于伴有心功能不全的术后高血压；艾司洛尔对术后高血压伴心率较快者较适合。

第六节　肝癌伴下腔静脉癌栓术后并发症的防治

肝切除术后并发症较多，如腹腔内出血、肝功能衰竭、胆漏、上消化道出血、胆道出血、胸腹水、腹腔和肺部感染等。其中腹腔内出血、胆漏及肝功能衰竭是导致肝切除术后死亡的重要原因，本节主要介绍这 3 种严重并发症的防治。

一、肝切除术后腹腔内出血的防治

（一）肝切除术后腹腔内出血的常见原因及临床表现

腹腔内出血是肝切除术后的最常见且严重的并发症，也是肝切除术后死亡的主要原因之一。按肝切除术后腹腔内出血原因可分为三类：血管性出血、凝血功能异常出血、继发感染出血。血管性出血多发生在术后 1～3 天，主要原因有术中止血不彻底、血管结扎线脱落、术中出血未及时发现等。表现为腹腔引流管引流大量鲜红色血液，可出现血压下降、心率增快等失血性休克。凝血功能异常出血多发生在术后 3～5 天，主要原因有术后肝功能衰竭、术中大量出血、术中输注大量库存血等。表现为腹腔引流管引流大量不凝血，伴有切口渗血或皮下瘀斑，凝血功能检查异常。继发感染出血多发生在术后 7～10 天，主要原因有术后坏死组织脱落所致出血、局部严重感染腐蚀血管等。表现为腹腔内出血量较小，混有脓液，可伴有感染症状。

（二）肝切除术后腹腔内出血的诊断

出现以下情况应考虑肝切除术后腹腔内出血：手术后出现休克表现（神志淡漠、四肢湿冷、收缩压 < 90mmHg、脉压 < 20mmHg、心率 > 100 次 / 分）；腹腔引流管内引流大量鲜红血性液体或不凝血；腹腔穿刺抽出新鲜不凝血；血红蛋白进行性下降。腹胀是腹腔内大量出血的晚期表现。腹腔引流管未引流血性液体也不能除外腹腔出血，有可能引流管折叠或被凝血块堵塞，此时诊断性腹穿及腹腔 B 超有助于诊断。

（三）肝切除术后腹腔内出血的治疗

目前关于肝切除术后腹腔内出血的手术适应证问题尚无统一标准。我们认为血管性出血所致腹腔内出血一旦确诊，应积极手术探查。不能一味地保守治疗，延误病情，丧失手术时机。积极术前准备的同时，立即给予输液、输血、抗休克等治疗。

如果凝血功能障碍（如肝功能衰竭等）所致腹腔出血，则不宜手术，应积极补充新鲜冰冻血浆、凝血因子、纤维蛋白原及血小板等。必要时可以使用重组活化凝血因子Ⅶ，可以多方面改善凝血异常，能使 63.28% 的患者在使用后 2 小时内腹腔血性引流液减少至用药前 50% 以下，挽救患者生命。

继发感染所致腹腔内出血应进行抗感染、通畅引流等治疗；若腐蚀血管导致血管性出血，应立即开腹手术治疗。取原手术切口进入腹腔，寻找凝血块，凝血块所在位置就是出血部位。吸尽凝血块，找到出血点，用 Prolene 予以缝合；如果找不到出血点，应等待血压升高后再次寻找；若创面弥漫性渗血，创面覆以纤丝、止血粉等有助于止血；如果无效，可用纱布局部填塞止血。

常见的出血部位有：肝断面（门静脉、肝静脉及肝动脉）、胆囊床及胆囊血管、膈肌创面、下腔静脉、肝周韧带等。

（四）肝切除术后腹腔内出血的预防

术前改善肝功能，纠正低蛋白血症，力争达到 Child A 级；凝血功能不良者，术前应输注新鲜冰冻血浆、纤维蛋白原等改善凝血功能；术前术后应用维生素 K1，促进凝血因子的合成。术中精细解剖、血管结扎牢靠、创面确切止血；减少术中出血及库存血用量；避免大块肝组织结扎；合理使用电刀和超声刀等止血器械；术后保持引流管通畅、积极抗感染等。

二、肝切除术后胆漏的防治

胆漏是肝切除术后主要并发症之一，发生率约 3.6%～33.0%。胆漏的处理比较复杂，处理不当有可能导致膈下脓肿、弥漫性腹膜炎，甚至危及患者生命。因此，对肝切除术后胆漏的防治有着重要的临床意义。

（一）肝切除术后胆漏的原因

肝切除术后胆漏常见的原因有：①损伤胆管术中处理欠佳，如结扎或缝扎不牢靠；②术中已损伤的胆管未发现；③损伤胆管缺血坏死所致胆漏；④营养不良。

（二）肝切除术后胆漏的临床表现

肝切除术后常规会放置引流管，可见引流管有胆汁样液体流出。引流管不通畅或堵塞，胆汁聚集于肝周间隙，形成脓肿，可引起高热、脉搏增快，顽固性呃逆，甚至呼吸困难。如果大胆管损伤，可引起胆汁性腹膜炎。

（三）肝切除术后胆漏的诊断

目前肝切除术后胆漏的诊断标准有 Tanaka 标准和 Sadamori 标准，前者是指引流液胆红素浓度持续 > 200mg/L 或每日引流液中总胆红素量 > 1500mg 超过 2 天；后者是指术后连续 7 天腹腔引流管引流出肉眼可见的胆汁。其中 Tanaka 标准更为简单实用。大量胆漏是术后引流肉眼可见胆汁量超过 100ml/d，且未见明显减少。

部分患者或因引流管不通畅导致无胆汁样液体流出，但术后早期出现发热、右上腹腹膜炎、膈下积液，经皮穿刺抽出胆汁样液体也可以明确诊断。

（四）肝切除术后胆漏的治疗

肝切除术后胆漏的治疗主要在于通畅引流。如引流管通畅，可以给予抗感染、营养支持、生长抑素等非手术治疗，大多胆漏可以自行愈合；引流管不通畅或已形成膈下脓肿，可在 B 超引导下经皮放置引流管；如果每日胆汁引流量过大且无减少趋势，持续时间（ > 2 周）可考虑内镜下置鼻胆管引流或胆管支架置入，或经皮肝胆管穿刺置管引流术；除非急性弥漫性腹膜炎、胆漏时间太长（ > 3 个月），一般不选择手术治疗。

（五）肝切除术后胆漏的预防

肝切除术后胆漏的预防措施有：①术前精细评估，了解有无胆道变异。②术中尽早发现，及时处理。术中应精细解剖，避免胆管损伤；发生胆管损伤后尽量采用 PDS 缝合，以减少胆管炎症反应；关腹前仔细检查有无胆漏（取干净白纱布垫于肝断面，如黄染则为胆漏）；必要时行术中漏胆实验（向胆管内注入生理盐水或亚甲蓝或白色脂肪乳等，以观察肝断面有无漏胆）。③保持腹腔引流管通畅。术后对引流液的细致观察、及时调整引流管位置。④营养支持。特别对术前存在营养不良的患者，术后应加强营养支持治疗。

三、肝切除术后肝功能衰竭的防治

肝切除术后肝功能衰竭的发生率为 1%~30% 不等，而大多数在 7% 左右。肝切除术后肝功能衰竭发生率波动较大的原因部分是由于肝切除术后肝功能衰竭的定义不统一。

Jarnagin 等对肝切除术后肝功能衰竭的定义为：非胆道阻塞或胆漏所致的持续性高胆红素血症，临床表现为腹水、凝血功能障碍、肝性脑病等；2005 年，Balzan 等提出的50-50 标准将术后肝功能衰竭定义为：术后第 5 天凝血酶原时间 < 50%（国际标准化比值 > 1.7）和血清胆红素 > 50μmol/L。2010 年国际肝脏外科学组对肝切除术后肝功能衰竭进行了准确定义：是指术后发生的肝脏合成、排泄及解毒功能不全，临床表现为术后第 5 天后出现的国际标准化比值升高、高胆红素血症，除外胆道梗阻等原因。并将术后肝衰竭严重程度分为三个等级（A、B、C），其中 A 级肝衰竭是导致出现异常的实验室指标，但不需要改变患者的临床管理；B 级肝衰竭是导致偏离常规的临床管理，但采用非侵入性治疗可控；C 级肝衰竭是导致偏离常规的临床管理和需要侵入性治疗。目前国际上认可度和接受率较高的是这两种标准。

国内主要以肝切除术后肝功能衰竭诊疗指南为标准：术后出现 Ⅱ 度以上肝性脑病伴有凝血功能障碍、黄疸进行性加重等。

（一）肝切除术后肝功能衰竭的危险因素

肝切除术后肝功能衰竭的危险因素大体可分为三类：患者相关的、肝脏相关的及手术相关的危险因素。患者相关的危险因素包括男性、高龄、并发症、营养不良等。肝脏相关危险因素包括肝硬化、脂肪肝、化疗相关肝损伤、活动性肝炎及残肝体积过小等。手术相关的危险因素包括术中大出血和输血量过多、缺血再灌注损伤、长时间的深度麻醉等。

（二）肝切除术后肝功能衰竭的临床表现

肝切除术后肝功能衰竭可发生于肝切除术后几天内，也可于术后几周甚至几月时发生。临床多表现为数周或数月内肝功能渐进性恶化，也可呈现急性暴发性肝衰竭。肝切除术后肝功能衰竭可表现为：①肝性脑病。又称肝昏迷，为肝功能衰竭最具有特征性的表现。睡眠节律颠倒，语言重复，不能构思，定向障碍，行为怪癖，随地便溺等均为肝性脑病征兆。逐渐发展为兴奋或嗜睡，终至昏迷。②黄疸。开始见尿色加深，很快出现皮肤、黏膜及巩膜的黄染，并迅速加深。患者呼出气中有一种霉烂的臭味，即肝臭。③出血。由于肝脏制造凝血因子功能障碍，内毒素血症激活凝血系统等因素，可出现皮肤出血点、瘀斑、鼻出血、牙龈出血，少数出现上消化道出血等。④腹水。门静脉高压、血浆白蛋白降低等因素导致患者出现少至中量的腹水。⑤多器官功能不全或衰竭。肾功能障碍，表现为肝肾综合征或急性肾小管坏死；肺功能不全表现为肺水肿、急性肺损伤，急性呼吸窘迫综合征或肝肺综合征；由于毛细血管舒张和通透性增加，有效循环血容量减少，出现休克，严重时出现循环衰竭。

（三）肝切除术后肝功能衰竭的治疗

肝切除术后肝功能衰竭应积极予以处理，首先停用或少用具有肝毒性的药物；给予吸氧、高渗葡萄糖、输注人血白蛋白、新鲜冰冻血浆等支持治疗；给予支链氨基酸、维生素、乙酰谷氨酰胺等保肝治疗；应用促进肝细胞再生的药物；维持水、电解质、酸碱平衡；应用广谱抗生素抑制肠道细菌生长、灌肠、口服乳果糖口服溶液（杜密克）等降低血氨治疗；预防应激性溃疡；维护重要脏器功能。除了上述药物治疗外，还有血浆置换术、人工肝、肝细胞移植及肝移植等治疗手段，本章节不予赘述。

（四）术后肝功能衰竭的预防

1. 准确的术前评估一旦发生肝切除术后肝功能衰竭，预后极差。因此准确的术前评估对减少术后肝功能衰竭的发生显得尤为重要。

（1）肝脏储备功能的评估：术前除了评估患者一般情况和心肺肾等主要脏器功能外，还应对肝脏储备功能进行评估。常用的方法有 Child-Pugh 分级、肝硬化程度评估、吲哚菁绿 15 分钟滞留率、终末期肝病模型（model for end-stage liver disease，MELD）评分系统等，其中 Child-Pugh 分级应用较为普遍，肝切除术要求肝功能为 Child-Pugh A 级。吲哚菁绿 15 分钟滞留率 < 15%，可耐受较大体积的肝脏切除，> 20% 时仅能耐受局部小体积肝脏切除。吲哚菁绿 15 分钟滞留率能很好地反映原发性 HCC 患者的肝脏储备功能。MELD 评分系统除了可用于预测终末期肝病患者的死亡风险和供肝分配评价，还可以预测肝切除术后肝功能衰竭。

（2）肝脏体积的评估：术前对剩余肝体积（FLR）进行预测可以显著降低术后肝功能衰竭的风险。FLR 的预测主要依靠计算机断层扫描（computed tomography，CT）和磁共振，其中 CT 应用最为广泛。保证肝切除术安全性的 FLR 或 FLR/ 肝脏总体积（total liver volume，TLV）比值的确切临界值尚无定论。一般而言，正常肝脏行肝切除术要求 FLR/TLV > 20%，有炎症背景的肝脏行肝切除术要求 FLR/TLV > 30%，而有肝硬化背景的肝脏行肝切除术则要求 FLR/TLV > 40%。

（3）增加预留功能性肝体积的方法：对于一些术前预留功能性肝体积较小患者，可以术前采取一些措施以增大预留肝体积，避免肝切除术后发生肝功能衰竭。

术前门静脉栓塞，因其安全性和简便性，已成为临床上增大预留肝体积的标准方法。

门静脉结扎术是指结扎拟切除侧门静脉，以期预留肝脏增生，获得二次手术切除的机会。门静脉结扎术需要在开腹或腹腔镜下完成，增加了患者创伤，但预留肝脏增生较门静脉栓塞更为明显。门静脉栓塞和门静脉结扎术存在两个缺点：没有离断肝实质，拟切除侧和预留侧肝组织间存在交通支，预留肝组织得不到最有效的增生；需要较长时间才能获得足够的剩余肝体积。

为了缩短等待时间，更为有效地促进预留肝体积的增生，联合肝脏分割和门静脉结扎的分阶段肝切除术（associating liver partition and portal vein ligation for staged hepatectomy，ALPPS）应运而生。2012 年 Schnitzbauer 等详细报道了这一术式。手术与门静脉结扎术相似，手术分为两步，第一次手术除了结扎患侧门静脉，同时对拟切除线肝组织原位劈离；待预留肝体积足够时，第二次手术切除病肝，增加了肝脏肿瘤的可切除性。但 ALPPS 手术相对复杂，并发症较高，围术期有较高的死亡率，大大限制了其在临床上的广泛应用。随着 ALPPS 技术的不断完善，将会使更多患者从中获益。

为了阻断肝实质之间的血管交通支，我国一些学者对其做了些改进，如绕肝止血带法、经皮射频消融肝脏分离、末梢门静脉栓塞术，减少了 ALPPS 术后胆瘘、出血等并发症的发生。

2. 积极术前准备术前对患者营养状况进行评估，营养不良患者术前应给予营养支持；纠正低蛋白血症，必要时输注白蛋白；输注红细胞以改善贫血；凝血功能障碍者可输注凝血因子、新鲜冰冻血浆及维生素 K 等。

3. 精细的术中操作

（1）术中精细操作，减少对正常肝组织的损伤。

（2）合理使用断肝器械（CUSA、超声刀等），减少术中出血。

（3）间歇性全肝血流阻断或选择性肝血流阻断，减少术中出血及输血量。

4. 积极的术后处理合理应用护肝药物；积极营养支持，保证机体足够能量；补充白蛋白，纠正低蛋白血症；鼓励患者尽早进食和下床活动，促进胃肠道功能恢复；尽早发现肝功能衰竭，及时处理；维护心肺肾等重要脏器功能。

（严茂林　白燕南　曾　勇　周彦明）

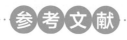

1. 严茂林，洪嘉明，吴嘉艺等 . 肝癌伴下腔静脉癌栓的分型及外科治疗 . 中华普通外科杂志 ,2015, 30(9):701-703.

2. Madariaga JR, Fung J, Gutierrez J, et al. Liver resection combined with excision of vena cava. J Am Coll Surg, 2000,191(3):244-250.

3. Thorsgard ME, Morrissette GJ, Sun B, et al. Impact of intraoperative transesophageal echocardiography on acute type-A aortic dissection.J Cardiothorac Vasc Anesth, 2014, 28(5): 1203-1207.

4. Smelt J, Corredor C, Edsell M, et al. Simulation-based learning of transesophageal echocardiography in cardiothoracic surgical trainees: A prospective, randomized study.J Thorac Cardiovasc Surg, 2015, 150(1):22-25.

5. Oh YJ, Kim JY, Kwak YL. Solitary liver mass detected by transesophageal echocardiography.Anesth Analg, 2005,101(2):328-329.

6. Huang J, Zhou J, Settles D, et al. Evaluation of hepatic structures by transesophageal echocardiography. J Cardiothorac Vasc Anesth,2014,28(5):1328-1330.

7. Hofmann JP, Papadimos TJ. Transesophageal echocardiographic diagnosis of a liver laceration accompanied byhemodynamic instability. Anesth Analg, 2004,98(3):611-613.

8. Yamaura K, Okamoto H, Maekawa T, et al. Detection of retroperitoneal hemorrhage by transesophageal echocardiography during cardiacsurgery. Can J Anaesth, 1999,46(2): 169-172.

9. Koide Y, Mizoguchi T, Ishii K, et al. Intraoperative management for removal of tumor thrombus in

the inferior vena cava or the right atrium with multiplane transesophageal echocardiography. J Cardiovasc Surg (Torino), 1998,39(5): 641-647.

10. Tse HF, Lau CP, Lau YK, et al. Transesophageal echocardiography in the detection of inferior vena cava and cardiac metastasis in hepatocellular carcinoma. Clin Cardiol, 1996,19(3):211-213.

11. Spier BJ, Larue SJ, Teelin TC, et al. Review of complications in a series of patients with known gastro-esophageal varicesundergoing transesophageal echocardiography. J Am Soc Echocardiogr, 2009,22(4):396-400.

12. Huang J, Zhou J, Settles D, et al. Evaluation of hepatic structures by transesophageal echocardiography. J Cardiothorac Vasc Anesth, 2014,28(5):1328-1330.

13. Meierhenric R, Gauss A, Georgieff M, et al. Use of multi-plane transoesophageal echocardiography in visualization of the main hepatic veinsand acquisition of Doppler sonography curves. Comparison with the transabdominal approach. Br J Anaesth, 2001,87(5):711-717.

14. Bangert K, Lutz JT.Transesophageal echocardiography as intraoperative monitoring for the resection of an intra-atrial tumor. Anaesthesist, 2001,50(4):276-279.

15. 严茂林, 游燊, 王耀东, 等. 采用一种新的经腹膈肌方法治疗肝癌合并膈上下腔静脉癌栓. 中华消化外科杂志,2014,13(2):155-156.

16. Sigman DB, Hasnain JU, Del Pizzo JJ, et al. Real-time transesophageal echocardi-ography for intraoperative surveillance of patients with renal cell carcinoma and vena caval extension undergoing radical nephrectomy. J Urol, 1999, 161(1): 36-38.

17. Martinelli SM, Mitchell JD, McCann RL, et al. Intraoperative transesophageal echocardiography diagnosis of residual tumor fragment after surgical removal of renal cell carcinoma.Anesth Analg, 2008,106(6):1633-1635.

18. Leibowitz D, Benshalom N, Kaganov Y, et al. The incidence and haemodynamic significance of gas emboli during operative hysteroscopy: a prospective echocardiographic study.Eur J Echocardiogr, 2010，11(5):429-431.

19. Rademaker BM, van Kesteren PJ, de Haan P, et al. How safe is the intravasation limit in hysteroscopic surgery?J Minim Invasive Gynecol, 2011,18(3):355-361.

20. 叶庆旺, 张海斌. 肝切除术后出血的防治进展. 国际外科学杂志,2014,41(4):286-288.

21. Smith JE. The use of recombinant activated factor Ⅶ (rF Ⅶ a) in the management of patients with major haemorrhage in military hospitals over the last 5 years.Emerg Med J, 2013,30(4):316-319.

22. Tanaka S, Hirohashi K, Tanaka H, et al. Incidence and management of bile leakage after hepatic resection for malignant hepatic tumors.J Am Coll Surg, 2002,195(4):484-489.

23. Sadamori H, Yagi T, Shinoura S, et al. Risk factors for major morbidity after liver resection for hepatocellular carcinoma.Br J Surg,2013,100(1): 122-129.

24. Hoekstra LT, van Gulik TM, Gouma DJ, et al. Posthepatectomy bile leakage: how to manage.Dig Surg, 2012,29(1):48-53.

25. Zhang GW, Lin JH, Qian JP,et al. Analyzing risk factors for early postoperative bile leakage based on Clavien classification in bile duct stones.Int J Surg,2014,12(8):757-761.

26. Balzan S, Belghiti J, Farges O, et al. The "50-50 criteria" on postoperative day 5: an accurate

predictor of liver failure and death after hepatectomy.Ann Surg, 2005,242(6):824-828.

27. Rahbari NN, Garden OJ, Padbury R, et al. Posthepatectomy liver failure: a definition and grading by the International Study Group of Liver Surgery (ISGLS).Surgery, 2011,149(5):713-724.

28. Cucchetti A, Ercolani G, Cescon M, et al. Recovery from liver failure after hepatectomy for hepatocellular carcinoma in cirrhosis: meaning of the model for end-stage liver disease.J Am Coll Surg,2006,203(5): 670-676.

29. D'Onofrio M, De Robertis R, Demozzi E, et al. Liver volumetry: Is imaging reliable? Personal experience and review of the literature.World J Radiol, 2014,6(4):62-71.

30. Azoulay D, Castaing D, Krissat J, et al. Percutaneous portal vein embolization increases the feasibility and safety of major liver resection for hepatocellular carcinoma in injured liver.Ann Surg, 2000, 232(5):665-672.

31. Vyas S, Markar S, Partelli S, et al. Portal vein embolization and ligation for extended hepatectomy. Indian J Surg Oncol, 2014,5(1):30-42.

32. Schnitzbauer AA, Lang SA, Goessmann H, et al. Right portal vein ligation combined with in situ splitting induces rapid left lateral liver lobe hypertrophy enabling 2-staged extended right hepatic resection in small-for-size settings.Ann Surg, 2012,255(3):405-414.

33. Cai X, Peng S, Duan L, et al. Completely laparoscopic ALPPS using round-the-liver ligation to replace parenchymal transection for a patient with multiple right liver cancers complicated with liver cirrhosis.J Laparoendosc Adv Surg Tech A, 2014,24(12):883-886.

34. Hong de F, Zhang YB, Peng SY, et al. Percutaneous microwave ablation liver partition and portal vein embolization for rapid liver regeneration: a minimally invasive first step of ALPPS for hepatocellular carcinoma.Ann Surg,2016,264(1):e1-2.

35. Peng SY, Wang XA, Huang CY, et al. Evolution of associating liver partition and portal vein ligation for staged hepatectomy: Simpler, safer and equally effective methods. World J Gastroenterol,2017, 23(23):4140-4145.

第八章
肝癌伴肝静脉 / 下腔静脉癌栓的手术疗效

在国外众多指南中，包括美国肝病研究学会和巴塞罗那分期治疗系统，肝细胞性肝癌（hepatocellular carcinoma，HCC）合并大血管侵犯已被认为是 HCC 晚期，不适合外科手术治疗。索拉非尼是唯一被推荐治疗 HCC 伴主要血管侵犯患者的靶向药物，但其中位生存时间只有 8.1 个月。

第一节　肝癌伴肝静脉癌栓的手术疗效

一、手术切除治疗

随着外科技术和围术期管理水平的提高，一些大的 HCC 中心已开展手术治疗 HCC 伴门静脉癌栓（portal vein tumor thrombosis，PVTT）和 HCC 伴肝静脉癌栓（heatic vein tumor thrombosis，HVTT）的患者。日本学者报道了 1058 例经手术治疗的 HCC 伴 PVTT 患者，其中位生存时间为 2.87 年，5 年生存率为 39.1%，远好于非手术治疗的患者。与 PVTT 相比，HCC 伴 HVTT 的病例较少，相关的研究报道也很少。是否手术切除治疗也能改善 HCC 伴 HVTT 患者的预后呢？

Kokudo 等对 187 例接受手术治疗的 HCC 伴 HVTT 患者进行回顾性分析，将肝静脉癌栓分为肝静脉微血管癌栓（pHVTT）153 例、肝静脉主干癌栓（mHVTT）21 例、下腔静脉癌栓（inferior vena cava tumor thrombosis，IVCTT）13 例。结果表明 pHVTT 和 mHVTT 组中位生存时间分别为 5.27 年、3.95 年，术后中位复发时间分别为 1.06 年、0.41 年，组间差异无统计学意义（$P > 0.05$）。IVCTT 组中位生存时间和中位复发时间分别为 1.39 年、0.25 年，与 pHVTT 和 mHVTT 组相比较，组间差异有统计学意义（$P < 0.05$）。多因素分析表明 IVCTT 和 R1/2 切除是影响 HVTT 总体生存率的危险因素，Child-Pugh B 和肿瘤数目 > 3 个是影响术后复发时间的危险因素。该研究表明 pHVTT 组和 mHVTT 组中位生存时间差异无统计学意义，说明 mHVTT 并不是手术切除的禁忌证。虽然 HCC 伴 IVCTT 组患者中位生存时间较短，但选择肝功能为 Child-Pugh A 级的 IVCTT 患者进行手术治疗还是有积极意义的。在这三组中，IVCTT 组的中位生存时间最短，但也比服用索拉非尼的治疗效果好（12.7 vs 10.7 个月）。因此，选择合适的 HCC 伴 HVTT 病例进行手术治疗能取得不错疗效。

随后 Kokudo 等回顾性分析了日本国内 2000—2007 年 1021 例 HCC 伴 HVTT（癌栓未进入下腔静脉）患者，其中 540 例行肝切除治疗（肝切除组），481 例接受了非手术治疗（非手术组），并成功配对了 223 例。肝切除组和非手术组的中位生存时间分别为 4.47 年，1.58 年（$P < 0.001$），在配对研究中，肝切除组和非手术组的中位生存时间分别为 3.42 年，

1.81 年（$P < 0.05$）。HVTT 栓行根治性手术切除后，无论是肝静脉分支癌栓还是主干癌栓，其中位生存时间是相似的（4.85 vs 4.67 年）。合并 PVTT 的 HVTT 患者中位生存时间明显低于无 PVTT 患者（5.67 vs 1.88 年），差异有统计学意义。该研究表明肝切除治疗 HCC 伴 HVTT（癌栓未进入下腔静脉）患者能获得较好的疗效，特别是无合并 PVTT 患者。

福建省立医院 2011 年 6 月至 2016 年 12 月收治了 15 例经手术治疗的 HCC 伴 HVTT 患者，其中位生存时间为 14 个月，稍低于上述研究患者，可能原因为我们病例数较少、随访时间较短。

以上研究结果表明，手术治疗能明显改善 HCC 伴 HVTT 患者的预后，是 HVTT 的重要治疗手段。合并 PVTT 是影响手术治疗 HCC 伴 HVTT 患者预后的最主要因素。

二、肝动脉栓塞化疗与手术治疗的比较

从上述研究可以看出，选择合适的 HCC 伴 HVTT 病例进行手术治疗能取得较好的疗效。与手术治疗 HVTT 相比，经导管肝动脉化疗栓塞术（transcatheter arterial chemoembolization，TACE）孰优孰劣呢？

中山大学孙逸仙医院学者回顾性分析了该院 2006—2013 年 28 例 HCC 伴 HVTT（癌栓未进入下腔静脉）行手术切除（肝切除组）患者，并成功配对了 56 例 HVTT 行肝动脉栓塞介入（TACE 组）患者，其结果显示肝切除组 HVTT 患者的 1、2、3 年总体生存率分别为 66.5%、37.4%、28.5%，而 TACE 组 1、2、3 年总体生存率分别为 32.3%、18.7%、15.6%，组间比较差异有统计学意义（$P < 0.05$）。多因素分析显示合并 PVTT 和治疗方案（肝切除或 TACE）是影响 HCC 伴 HVTT 患者总体生存率的危险因素。因此，与 TACE 相比较，该研究认为手术治疗 HCC 伴 HVTT 能取得更好的疗效。

第二节　肝癌伴下腔静脉癌栓的手术疗效

一、手术切除治疗

手术切除至今仍是 HCC 伴 IVCTT 最有效的治疗方法，但目前关于 HCC 伴 IVCTT 手术治疗文献报道并不多。HCC 伴 IVCTT 患者的自然病程为 1～5 个月。其他非手术治疗 HCC 伴 IVCTT 的疗效并不理想，如 TACE 治疗 HCC 伴 IVCTT 的中位生存时间为 9.2 个月，索拉非尼的中位生存时间为 10.7 个月。

上海东方肝胆外科医院回顾性报道了 56 例 HCC 伴 IVCTT 患者，将其分为外科手术切除（肝切除＋癌栓切除）组、TACE 组和保守治疗组三组。外科手术切除组（25 例）1、3、5 年总体生存率分别为 68%、22.5%、13.5%，中位生存时间 19 个月；而 TACE 组（20 例）1、3 年总体生存率分别为 15%、5%，中位生存时间 4.5 个月；保守治疗组（11 例）存活时间均未超过 1 年，中位生存时间 5 个月。外科手术切除组的总体生存时间明显长于 TACE 组和保守治疗组，差异有统计学意义。说明手术切除治疗 HCC 伴 IVCTT 是安全有效的，能明显改善患者预后。

有学者报道了 13 例经手术切除治疗的 HCC 伴 IVCTT 患者，7 例下腔静脉癌栓，6 例右心房癌栓。1、3 年总体生存率分别为 50.4%、21.0%，下腔静脉癌栓和右心房癌栓中位

生存时间分别为 15.3、11.2 个月。而获得根治性切除患者 1、3 年总体生存率分别为 80.0%、30.0%，中位生存时间 30.8 个月。非根治性切除患者 1 年总体生存率为 29.2%，中位生存时间为 10.5 个月。

2012 年 11 月至 2017 年 12 月，福建省立医院肝胆外科共完成 13 例经手术治疗的 HCC 伴 IVCTT 患者，其中 2017 年手术治疗的 3 例予以剔除（随访时间短）。我们有 10 例 HCC 伴 IVCTT 患者术后中位生存时间 17 个月，其中 2 例获得长期无瘤生存，至今分别为 41、45 个月（随访至 2018 年 4 月）。

以上研究均证实，选择合适病例行手术切除治疗 HCC 伴 IVCTT 是安全的，能明显延长 HCC 伴 IVCTT 患者的生存时间，为后续的综合治疗创造条件。

二、手术切除与全身化疗的比较

也有学者比较了外科手术切除（肝切除＋癌栓切除）和单纯全身化疗（FOLFOX4）治疗 HCC 伴 IVCTT 患者的疗效。外科手术切除组（n=65 例）中位生存时间为 17 个月，单纯全身化疗组（n=50 例）为 8 个月，组间差异有统计学意义（$P < 0.05$）。外科手术切除组中位无复发生存时间为 14 个月，化疗组为 7 个月，组间差异有统计学意义（$P < 0.05$）。该研究表明，与单纯全身化疗相比较，手术切除治疗 HCC 伴 IVCTT 不仅能获得更长的无瘤生存时间，而且具有更好的生活质量。

第三节 肝癌伴肝静脉／下腔静脉癌栓的降期治疗

部分 HCC 伴 HVTT/IVCTT 患者合并肝内或肺部转移，失去手术机会。术前采用 TACE、靶向治疗、放疗等治疗，以达到降期目的，获得再次手术机会，从而提高患者生活质量，延长患者生存时间。但获得降期治疗的前提是，对 TACE、靶向药物及放疗有有效反应。

一、肝动脉栓塞化疗

有研究认为先行 TACE，再行肝切除和癌栓切除治疗 HCC 伴 IVCTT，部分患者能取得治愈的疗效。Kurahashi 等报道了 1 例 HCC 伴右心房癌栓的 81 岁老年患者，经 3 次肝动脉灌注化疗（顺铂）后，行右半肝切除和癌栓切除术后无瘤生存 6 年。Itoh 等也报道了 1 例 HCC 伴 IVCTT 患者，经 13 次肝动脉灌注化疗（顺铂）后，行右半肝切除和癌栓切除术后无瘤生存 15 个月。Kashima 等报道了 3 例 HCC 伴 IVCTT 患者行 TACE（阿柔比星，丝裂霉素 C，碘油和（或）吸收性明胶海绵），其中 2 例患者肿瘤及静脉癌栓缩小后再行手术切除，术后生存时间分别为 59 个月和 21 个月。另外 1 例患者虽然肝脏储备功能差及肿瘤太大不能行外科手术切除，但在介入治疗 62 个月之后仍然存活。可见 TACE 能使部分 HCC 伴 IVCTT 患者的肿瘤及癌栓缩小，获得二次根治性手术切除机会，并减少外科手术风险。但以上研究病例数太少，需要大宗病例研究来进一步证实。

手术切除仍是 HCC 伴 IVCTT 最有效的治疗方法，但由于手术风险大、术后复发率高、部分患者长期生存率低，所以并不是所有患者都适合手术治疗。如何选择合适的病例进行外科手术治疗是当前面临的主要问题。

Kasai 等回顾性分析了 39 例经手术治疗的晚期 HCC 伴 IVCTT 患者远期疗效。对晚期 HCC 伴 IVCTT，如怀疑有肝外转移、需要体外循环、肝功能不全或多发双肝叶转移，先行肝动脉灌注化疗而不是立即手术治疗。手术切除的指征是基于肿瘤对肝动脉灌注化疗的反应。其结果显示，所有患者的中位生存时间为 15.2 个月。多因素分析显示术前肝动脉灌注化疗、体外循环和肝外转移是总体生存率的独立预后因素。在晚期 IVCTT 患者中，术前肝动脉灌注化疗与无肝动脉灌注化疗的 HCC 伴 IVCTT 患者相比预后更好（中位生存时间为 8.3 个月，$P=0.007$）。对术前肝动脉灌注化疗无反应的晚期 HCC 伴 IVCTT 患者，总生存率明显低于非晚期或对术前肝动脉灌注化疗有效反应者（中位生存时间：10.4 vs 26.1 个月，$P=0.039$）。术前肝动脉灌注化疗的有效反应和随后手术切除能有效治疗 HCC 伴 IVCTT，延长患者生存时间。该研究结果提示手术切除只适合非晚期 HCC 伴 IVCTT 和对术前肝动脉灌注化疗有有效反应的晚期 HCC 伴 IVCTT 患者。

所以非晚期 IVCTT 和术前对肝动脉灌注化疗有有效反应的晚期 HCC 伴 IVCTT 患者是手术切除的适宜人群。

二、粒子放疗

外科手术切除仍然是 HCC 伴 IVCTT 的首选治疗方法，局部治疗如粒子置入等的可行性仍存在争议。Komatsu 等首次报道了 50 例 HCC 伴 IVCTT 患者分别接受粒子放疗（31 例）和肝切除治疗（19 例），并对 19 例肝切除治疗 HCC 伴 IVCTT 患者以 1∶1 进行配对分析。其结果显示ⅢB 和Ⅳ期（ⅣA 和ⅣB）患者的 12 个因素匹配良好，包括治疗策略，患者和肿瘤的特征。粒子放疗组ⅢB 期的患者中位生存时间明显高于肝切除组（748 天 vs 272 天，$P=0.029$），而在Ⅳ期肿瘤中，粒子放疗组和肝切除组的中位生存时间（239 天 vs 311 天），差异无统计学意义。粒子放疗组 3 级或以上的治疗相关并发症（0%）明显少于肝切除组（26%）。因此，他们认为在ⅢB 期 IVCTT 患者中，粒子放疗可能是首选的，并且在Ⅳ期疾病的患者中至少与肝切除治疗效果是等效的，同时具有更少的并发症。考虑到与肝切除相比，粒子放疗的存活率较高和侵袭性较低，这种方法可能成为 HCC 伴 IVCTT 的一种新的治疗方式。

三、靶向治疗

已有靶向治疗联合 TACE、放射治疗等治疗晚期 HCC，再次获得手术机会而治愈肿瘤的报道。靶向治疗联合手术治疗也可能是治愈 HCC 伴 IVCTT 患者的一个重要手段。靶向治疗能缩小肿瘤，特别是肝外转移灶，在不能手术治疗和手术治疗之间搭建桥梁，让一部分不能手术患者获得手术机会。

Kitajima 等报道了一例晚期 HCC 合并门静脉左支癌栓和中肝静脉癌栓及多发性肺部转移患者，经索拉非尼治疗一个月后，血清 AFP 水平显著降低，肿瘤缩小，门静脉再通和肺转移灶消失。三个月后，由于中肝静脉癌栓增大，予以外照射放疗后癌栓缩小。索拉非尼治疗 5 个月后，行中肝切除和下腔静脉取栓术。术后病理提示肿瘤完全坏死。Nakamura 等报道了一例 IVCTT 先予以 TACE、放射治疗及索拉非尼治疗后，肿瘤及下腔静脉癌栓明显缩小，行右肝后叶切除及下腔静脉取栓术。术后存活 4 年且无复发。Barbier

等也报道了一例 HCC 伴 HVTT 患者先行索拉非尼治疗后再行手术切除，获得长期生存的病例。因此，选择合适病例先行靶向治疗，待肿瘤缩小后行手术治疗，是改善晚期 HCC 伴 HVTT/IVCTT 预后的重要手段。

多学科疗法包括索拉非尼、TACE、放疗等联合肝切除可能是治疗晚期 HVTT/IVCTT 患者的有效策略。以上报道均为零星病例，需要大样本前瞻性研究进一步证实。

第四节　肝癌伴肝静脉／下腔静脉癌栓术后复发的治疗

HVTT/IVCTT 的存在提示肿瘤已侵犯大血管，术后容易局部复发和远处转移。福建省立医院 15 例经手术治疗的 HCC 伴 HVTT 患者的中位生存时间为 14 个月，中位无瘤生存时间为 5 个月。10 例经手术治疗的 HCC 伴 IVCTT 患者的中位生存时间为 17 个月，中位无瘤生存时间为 3 个月。可见 HCC 伴 HVTT/IVCTT 术后复发大多在术后 6 个月以内。所以对 HVTT/IVCTT 患者术后密切监测、对术后复发病灶的积极处理能改善患者预后。

一、复发部位

Kokudo 等回顾性分析了 187 例接受手术治疗的 HVTT 患者，肝静脉微血管癌栓（pHVTT）153 例、肝静脉主干癌栓（mHVTT）21 例、下腔静脉癌栓（IVCTT）13 例，术后最常见的复发部位为肝脏（55.1%），其次为肺部（9.1%）、肝和肺（4.8%）。其他少见部位有腹腔种植、骨转移等。

不同于 HCC 伴 HVTT，IVCTT 术后最常见的复发部位为远处转移和（或）肝内转移，所以 IVCTT 术后复发有效治疗措施较少。

二、治疗方法

HCC 伴 HVTT/IVCTT 术后复发的治疗原则是以手术治疗为主、局部治疗为辅、生物治疗等多种方法的综合治疗模式。

HVTT/IVCTT 术后复发最常见部位为肝脏，后续治疗的选择如肝切除、局部射频消融和肝动脉栓塞介入等显得更为容易。只要肝内术后复发病灶局限，且残余肝脏能代偿，首选手术治疗。但要严格掌握适应证，要求患者全身情况良好，肝功能为 Child A 级或 B 级；肝内病灶局限于一段或一叶；无肝外转移；无心肺肾等重要脏器功能严重障碍；残余肝脏体积足够。

局部射频消融可以反复多次治疗，并能最大限度地保护肝功能。射频消融治疗对象是直径 ≤ 5cm 的 HCC，尤其直径 ≤ 3cm 的 HCC，其远期疗效与手术切除相似。肝动脉栓塞化疗既可阻断肿瘤的血供，又能降低肿瘤复发的可能，适合肝内多发转移者。

肺部为 HVTT/IVCTT 术后最常见的肝外转移器官，HVTT 患者大多为单发，IVCTT 则为多发。如为单个转移灶或局限于某一肺叶，可考虑手术切除或射频；如多发转移，可考虑靶向治疗（索拉非尼、阿帕替尼等）、全身化疗或放射治疗等。

（严茂林　尹震宇　陈　捷　杜顺达）

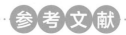

1. Bruix J, Sherman M. Management of hepatocellular carcinoma. Hepatology, 2005, 42(5): 1208–1236.

2. Llovet JM, Ricci S, Mazzaferro V, et al. Sorafenib in advanced hepatocellular carcinoma. N Engl J Med, 2008,359(4):378–390.

3. Shaohua L, Qiaoxuan W, Peng S, et al. Surgical strategy for hepatocellular carcinoma patients with portal/hepatic vein tumor thrombosis. PLoS One, 2015,10(6):e0130021.

4. Kokudo T, Hasegawa K, Matsuyama Y, et al. Survival benefit of liver resection for hepatocellular carcinoma associated with portal vein invasion.J Hepatol,2016,65(5): 938-943.

5. Kokudo T, Hasegawa K, Yamamoto S, et al. Surgical treatment of hepatocellular carcinoma associated with hepatic vein tumor thrombosis. Journal of Hepatology,2014, 61(3):583-588.

6. Kokudo T, Hasegawa K, Matsuyama Y, et al. Liver resection for hepatocellular carcinoma associated with hepatic vein invasion: a Japanese nationwide survey. Hepatology, 2017,66(2):510-517.

7. Zhang YF,Wei W, Guo ZX, et al. Hepatic resection versus transcatheter arterial chemoembolization for the treatment of hepatocellular carcinoma with hepatic vein tumor thrombus. Jpn J Clin Oncol, 2015,45(9):837-843.

8. Pesi B, Ferrero A, Grazi GL, et al. Liver resection with thrombectomy as a treatment of hepatocellular carcinoma with major vascular invasion: results from a retrospective multicentric study. Am J Surg, 2015, 210(1):35-44.

9. 严茂林,洪嘉明,吴嘉艺等.肝癌伴下腔静脉癌栓的分型及外科治疗.中华普通外科杂志,2015, 30(9):701-703.

10. Jung H, Lee KU, Shin WY, et al. Treatment outcomes of surgical resection for hepatocellular carcinoma with inferior vena cavainvasion and/or thrombosis.Hepatogastroenterology, 2011, 58 (110-111):1694-1699.

11. Liu J, Wang Y, Zhang D, et al. Comparison of survival and quality of life of hepatectomy and thrombectomy using total hepatic vascular exclusion and chemotherapy alone in patients with hepatocellular carcinoma and tumor thrombi in the inferior vena cava and hepatic vein.Eur J Gastroenterol Hepatol, 2012,24(2):186-194.

12. Wakayama K, Kamiyama T, Yokoo H, et al. Surgical management of hepatocellular carcinoma with tumor thrombi in the inferior vena cava or right atrium.World J Surg Oncol, 2013, 11:259.

13. Wang Y, Yuan L, Ge RL, et al. Survival benefit of surgical treatment for hepatocellular carcinoma with inferior vena cava/right atrium tumor thrombus: results of a retrospective cohort study.Ann Surg Oncol, 2013,20(3):914-922.

14. Nakamura K, Beppu T, Hayashi H, et al. Recurrence-free survival of a hepatocellular carcinoma patient with tumor thrombosis of theinferior vena cava after treatment with sorafenib and hepatic resection.Int Surg, 2015,100(5):908-914.

15. Kurahashi S, Sano T, Natsume S, et al. Surgical treatment after hepatic arterial infusion chemotherapy for hepatocellular carcinoma extending into the right atrium. Surgical Case Reports,2015,1(1):47.

16. Itoh A, Sadamori H, Yabushia K,et al. Advanced hepatocellular carcinoma with hepatic vein tumor thrombosis and renal dysfunction after hepatic arterial infusion chemotherapy effectively treated by liver resection with active veno-venous bypass: report of a case. BMC Cancer, 2016, 16:705.

17. Kashima Y, Miyazaki M, Ito H, et al. Effective hepatic artery chemoembolization for advanced hepatocellular carcinoma with extensive tumour thrombus through the hepatic vein. Gastroenterol Hepatol,1999,14(9):922-927.

18. Kasai Y, Hatano E, Seo S, et al.Proposal of selection criteria for operative resection of hepatocellular carcinoma with inferior vena cava tumor thrombus incorporating hepatic arterial infusion chemotherapy. Surgery, 2017,162(4):742-751.

19. Komatsu S, Kido M, Asari S, et al. Particle radiotherapy, a novel external radiation therapy, versus liver resection for hepatocellular carcinoma accompanied with inferior vena cava tumor thrombus: A matched-pair analysis. Surgery, 2017,162(6):1241-1249.

20. Kitajima T, Hatano E, Mitsunori Y, et al. Complete pathological response induced by sorafenib for advanced hepatocellular carcinoma with multiple lung metastases and venous tumor thrombosis allowing for curative resection. Clin J Gastroenterol, 2015,8(5):300-305.

21. Nakamura K, Beppu T, Hayashi H, et al. Recurrence-free survival of a hepatocellular carcinoma patient with tumor thrombosis of the inferior vena cava after treatment with sorafenib and hepatic resection.Int Surg, 2015,100(5):908-914.

22. Barbier L, Muscari F, Le Guellec S, et al. Liver resection after downstaging hepatocellular carcinoma with sorafenib.Int J Hepatol,2011(2011):791013.

第九章
肝癌伴下腔静脉癌栓的介入治疗

肝细胞性肝癌（hepatocellular carcinoma，HCC）伴 IVCTT（inferior vena cava tumor thrombosis，IVCTT）的介入治疗包括血管介入和非血管介入，前者主要指经导管肝动脉灌注化疗（hepatic arterial infusion chemotherapy，HAIC）、经导管肝动脉化疗栓塞术（transcatheter arterial chemoembolization，TACE）、下腔静脉支架置入、放射性粒子置入等；后者包括经皮穿刺行射频消融、微波消融、高功率超声聚焦消融、无水酒精注射及冷冻治疗等。

第一节　经导管肝动脉化疗栓塞术的机制

一、经导管肝动脉化疗栓塞术

自 1976 年 Goldstain 首次报道 TACE 治疗肝脏恶性肿瘤，该技术已在全球范围内得到推广并取得了不错的疗效，是中晚期 HCC 的首选治疗方法。TACE 原理是通过栓塞 HCC 的供血动脉和肿瘤新生病理血管，使肿瘤组织缺血缺氧进而坏死、缩小，有助于二期外科手术切除。同时碘化油或微球荷载的化疗药物可在肿瘤局部缓慢释放，在靶血管产生较高的血药浓度，从而杀伤肿瘤细胞、减少肿瘤播散和避免损伤正常肝组织。另外，TACE 能使 HCC 肿瘤组织坏死，诱发机体免疫应答，包括 T 细胞数量增加、细胞因子释放、PD-1/PD-L1 表达上调等。

TACE 的发展主要依赖于栓塞剂和导管的改进。经典的 TACE 治疗采用的栓塞剂是碘化油与各种化疗药物的混合乳剂。碘化油 - 化疗药物乳剂选择性聚集在肿瘤组织的主要机制包括：① HCC 血供丰富，碘化油因虹吸效应优先进入肿瘤组织；②肿瘤病理血管缺乏弹力层和肌层，肿瘤病理血管丰富，往往呈不规则迂曲、紊乱，不能冲刷出黏滞性较强的碘化油；③正常肝组织的 Kupffer 细胞可有效清除碘化油，而肿瘤组织的单核 - 吞噬细胞系统发育很差，无法清除碘化油。但混合乳剂是不稳定的，难以达到稳定缓释的目的。其他栓塞剂如吸收性明胶海绵、三丙烯明胶微粒等均不能负载化疗药物，只能达到栓塞肿瘤动脉供血的作用。

随着微导管应用于 TACE 介入治疗，为肝段、亚肝段的精确栓塞提供了可能。超选择性插管后加压注入碘化油填充肿瘤及肿瘤周围的门静脉小分支，再辅以颗粒类栓塞剂，可以使 HCC 所在亚肝段完全性缺血坏死，达到精确栓塞的目的。超选择插管的精确栓塞技术，既可以减少对正常肝组织的损伤，又扩大了 TACE 治疗适应证，为合并严重肝功能不全的 HCC 患者介入栓塞治疗提供了可能。

二、药物洗脱微球

目前，药物洗脱微球（drug-eluting beads，DEB）已较多应用于临床，具有生物兼容性、亲水性、非吸收性、精确定制的性质，摩擦系数小且可以使化疗药物达到较高的肿瘤内浓度及较低的外周血浓度，发挥高浓度局部化疗和肿瘤供血动脉机械栓塞的双重作用，降低全身系统毒副作用。

根据制备材料的生物学性质不同，可将 DEB 分为生物降解型和非生物降解型。前者包括明胶微球、可降解淀粉微球、海藻酸钠微球等，后者包括聚乙烯醇修饰物微球（DC Beads）、聚乙烯醇 / 丙烯酸钠共聚物微球（HepaSphere Microsphere）。目前临床上用于 HCC TACE 治疗的 DEB 主要是加载阿霉素类药物（如多柔比星、表柔比星和柔红霉素等）或铂类药物。

第二节　经导管肝动脉化疗栓塞术的适应证与禁忌证

HCC 伴 IVCTT 已属于疾病晚期，大多数患者已失去外科手术机会。TACE 是治疗 HCC 伴 IVCTT 的重要方法，但必须严格掌握其适应证与禁忌证。

一、基本原则

①要求在数字减影血管造影机下进行；②必须充分考虑介入治疗的适应证和禁忌证；③必须强调超选择插管，建议使用微导管插入肿瘤的供血动脉内治疗；④保护患者的肝功能；⑤必须强调治疗的规范化和个体化。

二、适应证

①肝功能为 Child-PughA 或 B 级，ECOG 评分 0 ~ 2；②虽能手术切除，但由于其他原因（如高龄、严重肝硬化等）不能或不愿接受手术的患者；③术前的减瘤治疗，以降低肿瘤分期，为手术切除创造机会；④心、肺、肾等重要脏器功能正常。

三、禁忌证

①肝功能为 Child-Pugh C 级；②严重凝血功能障碍，且无法纠正；③伴门静脉主干癌栓，侧支血管形成少；④严重感染；⑤肿瘤全身广泛转移，预计患者生存期 < 3 个月；⑥疾病晚期，呈恶病质状态；⑦心、肺、肾等重要脏器功能衰竭。

第三节　经导管肝动脉化疗栓塞术的疗效

一、肝癌伴下腔静脉癌栓的血供特点

HCC 可以侵犯任何一支出肝静脉，形成癌栓，沿着肝静脉向下腔静脉向心性生长。癌栓的血供特点：当癌栓局限于肝静脉，癌栓可能主要依靠门静脉和肝动脉供血，其中动

脉供血约占 80% ~ 100%；癌栓延伸至下腔静脉时，癌栓的血供方式将会由肝内供血转变为肝内外联合供血，以肝外动脉供血为主。文献报道 82 例 HCC 伴 IVCTT 患者中，65.9%患者有肝外动脉供血，其中以右膈下动脉供血最常见（87.0%）。造影发现：①位于膈下的 IVCTT 主要以右膈下动脉供血为主，这主要是因为右侧膈下动脉供应大部分右侧膈肌，尤其是肿瘤毗邻肝裸区或肝被膜；②当癌栓通过右肝下静脉侵犯下腔静脉时，主要靠腹主动脉或右肾动脉的肾上腺动脉供血；③当右膈下动脉被栓塞后，左膈下动脉或右乳内动脉会代偿供血。

因此，HCC 伴 IVCTT 行 TACE 时，必须判断有无膈下动脉的供血并予以栓塞；如果右膈下动脉栓塞后，再次 TACE 治疗时要判断有无代偿性左膈下动脉或右乳内动脉供血，以提高 TACE 疗效。

二、经导管肝动脉化疗栓塞术的疗效

TACE 是治疗 HCC 伴 IVCTT 患者的重要治疗手段（图 9-1）。有学者报道了 26 例 HCC 伴下腔静脉、右心房癌栓患者行 TACE 治疗后，其中位生存期 4.2 个月（1.5 ~ 76.6 个月），其中 14 例治疗有应答患者的中位生存期 13.5 个月（1.5 ~ 76.6 个月），12 例治疗无应答患者的中位生存期为 3.3 个月（2.1 ~ 24.3 个月）。可见如何筛选对 TACE 治疗有应答的患者，是今后研究的重要方向。

上海东方肝胆医院回顾性分析了 56 例 HCC 伴 IVCTT 患者，将其分为外科手术切除（肝切除 + 癌栓切除）组、TACE 组和保守治疗组。外科手术切除组（25 例）1、3、5 年总体生存率分别为 68%、22.5%、13.5%，中位生存时间 19 个月；而 TACE 组（20 例）1、3 年总体生存率分别为 15%、5%，中位生存时间 4.5 个月；保守治疗组（11 例）存活时间均未超过 1 年，中位生存时间 5 个月。外科手术切除组的总体生存时间明显长于 TACE 组和保守治疗组，差异有统计学意义。

与传统的碘化油 TACE 相比，DEB-TACE 治疗晚期 HCC 在完全反应率、客观反应率、疾病控制、肝功能和肝胆系统不良反应（恶心、疼痛、发热和疲劳等）以及安全性方面优于碘化油 TACE，能使晚期 HCC 患者获益，但在疾病进展时间和生存期方面，二者差异无统计学意义。Prajapati 等回顾性分析 238 例无外科切除及肝移植手术指征的晚期 HCC 患者，经 DEB-TACE 治疗后中位生存期 16.2 个月，其中伴有大血管侵犯（门静脉主干、肝静脉、下腔静脉）的 HCC 患者生存期明显缩短，仅有 6.4 个月。

从以上研究可以看出，单纯 TACE 治疗 HCC 伴 IVCTT 的疗效欠佳，有待于联合其他治疗手段以提高其疗效。

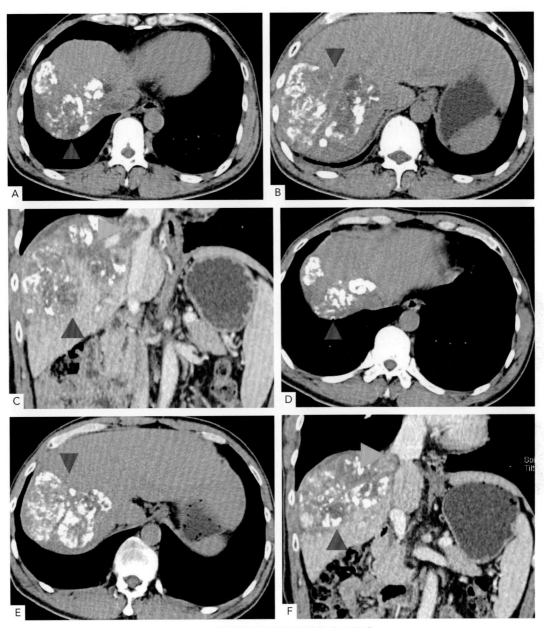

图 9-1 肝癌伴下腔静脉癌栓的介入治疗

A～C：第一次介入后，肿瘤（红色箭头）及下腔静脉癌栓碘油沉积（绿色箭头）；

D～F：第二次介入后，肿瘤（红色箭头）及下腔静脉癌栓（绿色箭头）明显缩小

第四节 以经导管肝动脉化疗栓塞术为主的综合治疗

一、经导管肝动脉化疗栓塞术联合手术治疗

单纯 TACE 治疗不能手术的晚期 HCC 伴 IVCTT 疗效欠佳，联合手术治疗能否取得更好疗效呢？有研究认为先行 TACE，再行肝切除和癌栓切除治疗 HCC 伴 IVCTT，部分患

者能取得治愈的效果。

　　Kashima 等报道了 3 例 HCC 伴 IVCTT 患者行 TACE（阿柔比星，丝裂霉素 C，碘油和 / 或吸收性明胶海绵），其中 2 例患者肿瘤及静脉癌栓缩小后再行手术切除，术后生存时间分别为 59 个月和 21 个月。另外 1 例患者由于肝脏储备功能差及肿瘤太大不能行外科手术切除，但在介入治疗 62 个月之后仍然存活。可见 TACE 能使部分 HCC 伴 IVCTT 患者肿瘤及癌栓缩小，获得二次根治性手术切除机会，并减小外科手术风险。但以上研究病例数太少，需要大宗病例研究来进一步证实。

　　2017 年来自日本的一项临床研究显示，术前 HAIC 是外科切除术后生存的独立预测因子。39 例 HCC 伴 IVCTT 患者中有 26 例为晚期（如怀疑有肝外转移、需要体外循环、肝功能不全或多发双肝叶转移），18 例未接受 HAIC 治疗的患者无 1 例生存期超过 3 年，而接受 HAIC 的 8 例患者中有 3 例生存期超过 5 年且无 HCC 复发。可见，术前对 HAIC 治疗的有效反应和随后手术切除能有效治疗晚期 HCC 伴 IVCTT，延长患者生存时间。

　　因此，术前行 TACE 或 HAIC 治疗可以使部分晚期 HCC 伴 IVCTT 患者获得再次手术切除机会，延长患者生存时间，提高患者生活质量。

二、经导管肝动脉化疗栓塞术联合放疗

　　单纯 TACE 或联合放射治疗均可应用于 HCC 伴 IVCTT 患者。Koo 等连续纳入 42 例 HCC 伴 IVCTT 患者，行 TACE 联合三维适形外放射，中位放射剂量 45Gy。仅行 TACE 治疗的 29 例患者作为对照组。TACE 联合放射治疗组患者应答率和无疾病进展率明显优于仅行 TACE 的患者（分别为 71.4% 和 42.9%，37.9% 和 13.8%），且中位生存期分别为 11.7 和 4.7 个月，联合治疗组无 1 例患者观察到放射相关肝损害。该研究表明 TACE 联合放射治疗较 TACE 单一治疗能够有效控制肿瘤，延长患者生存时间。最近一项研究显示，11 例 HCC 伴下腔静脉、右心房癌栓的患者经 TACE 联合外放射治疗（external beam radiation therapy，EBRT）后，中位生存期可达 21 个月，其中一例患者无瘤生存 97 个月。另有研究表明，IVCTT 比门静脉癌栓对 EBRT 反应更好。可见，TACE 联合放射治疗治疗 HCC 伴 IVCTT 是安全有效的，能明显改善其预后。

三、经导管肝动脉化疗栓塞术联合下腔静脉支架置入

（一）下腔静脉支架置入

　　HCC 侵犯肝静脉，肿瘤经缺损的血管壁以"出芽"方式长入肝静脉，癌栓继续在肝静脉内沿长轴生长，进入下腔静脉形成 IVCTT，甚至进入右心房。IVCTT 可导致下腔静脉梗阻，表现为腹水、腹壁静脉曲张、双下肢水肿、溃疡，甚至少尿等症状，称为下腔静脉阻塞综合征。自 1992 年 Sawada、Irving 等分别报道支架置入治疗下腔静脉阻塞综合征以来，在下腔静脉梗阻段置入金属支架，可迅速开通下腔静脉，有效缓解临床症状，并改善患者生存质量。Devcic 等人回顾性分析了 57 例患者下腔静脉支架置入，技术成功率 100%，术后一周双下肢水肿缓解率 83%（42 例），会阴部水肿缓解 100%（9 例），腹胀缓解 40%（15 例）。我们也处理了几例合并下腔静脉阻塞综合征的 HCC 伴 IVCTT 患者，能明显缓解下腔静脉阻塞症状（图 9-2）。

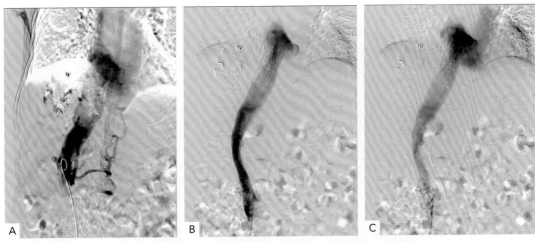

图 9-2　肝癌伴下腔静脉癌栓行 TACE 和下腔静脉支架置入

A. 下腔静脉造影提示下腔静脉癌栓阻塞下腔静脉，侧支循环建立；

B、C. 下腔静脉支架置入后造影，提示下腔静脉通畅

（二）TACE 联合支架置入

下腔静脉支架的置入可以使狭窄段下腔静脉获得再通，但随着肿瘤及癌栓的生长，支架不可避免地出现再阻塞。所以必须针对 HCC 病灶及 IVCTT 进行有效处理，如 TACE 联合粒子支架的置入，才能避免下腔静脉支架阻塞（图 9-3）。有研究回顾性分析了 61 例经 TACE 联合下腔静脉支架治疗的 HCC 伴 IVCTT 患者，其中 33 例置入含 125I 下腔静脉支架（A 组）和 28 例置入下腔静脉裸支架（B 组）。结果提示 A 组和 B 组患者的不良反应发生率相似，中位生存时间分别为 203.0 天和 93.0 天，差异有统计学意义（P=0.006）。A 组患者的水肿缓解率为 97.0%，B 组为 96.4%。可见，TACE 联合放疗支架治疗 HCC 伴 IVCTT 患者安全有效，可延长其生存时间。

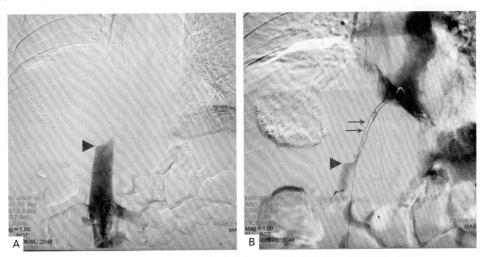

图 9-3　肝癌合并下腔静脉癌栓病人，下腔静脉支架 + 粒子植入方案

A：造影显示肝下下腔静脉管腔完全堵塞，造影剂无法通过，癌栓至血流截断（红色箭头）；B：支架植入过程，导丝紧沿下腔静脉内壁越过 IVCTT 近心端（红色箭号），可见造影剂沿导丝周围进入上腔静脉，红色箭头示 IVCTT 癌栓位置；

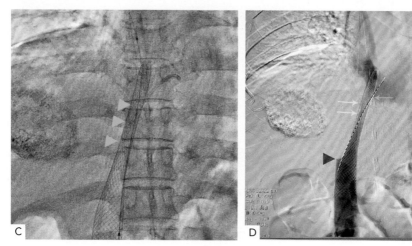

图 9-3（续）

C：支架植入过程，金属支架开放后，下腔静脉管腔开放（绿色箭头）；D：粒子植入过程，经下腔静脉自下而上植入放射性粒子（绿色箭号），黄色箭号示支架与癌栓交界位置，红色箭头示 IVCTT 癌栓位置

第五节　经皮微波消融术

经皮微波消融术（microwave ablation，MWA）是一种通过水分子的剧烈运动摩擦生热，导致肿瘤细胞凝固坏死的微创技术，因其创伤小、恢复快等优点，已被广泛应用于多种实体肿瘤的消融治疗中。

与 HCC 射频消融相比，MWA 具有以下优势：①消融范围更大。微波产温快，产热区中心温度较射频更高，消融效率较高。经过多年的技术改进，目前 2450MHz 仪器的微波单针实际消融范围已稳定在 5cm 以上，915MHz 仪器的单针实际消融范围可达 8cm。②消融时间更短。相同的消融范围，MWA 往往只需要多极射频的一半时间，从而有效缩短手术时间，降低麻醉风险和操作风险。③抗"热沉效应"更好。微波升温快，对于大肿瘤，热效应会更快，即使肿瘤在血管旁边，对血流灌注影响仍较小。因为 HCC 伴 IVCTT 患者肿瘤范围较大、全身情况较差，MWA 能减少穿刺次数、降低出血风险、最大限度地提高消融效率。有学者应用该技术治疗 1 例 75 岁 HCC 伴下腔静脉、右心房癌栓患者，已无瘤存活了 16 个月。因此，对于 HCC 伴 IVCTT 患者，经皮 MWA 有望成为一种有效的治疗手段。

综上所述，介入治疗在 HCC 伴 IVCTT 患者的治疗中占据重要位置，特别是 TACE 联合手术、放疗及内支架治疗，均取得了较好疗效。

（罗薛峰　方主亭　张志波　石　铮）

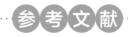

1. Llovet JM, Bruix J. Systematic review of randomized trials for unresectable hepatocellular carcinoma: Chemoembolization improves survival. Hepatology, 2003,37(2):429-442.

2. 中华人民共和国卫生和计划生育委员会医政医管局 . 原发性肝癌诊疗规范 (2017 年版). 中国实用外科杂志 ,2017,37(6):705-720.

3. Peng ZW, Zhang YJ, Liang HH,et al. Recurrent hepatocellular carcinoma treated with sequential transcatheter arterial chemoembolization and RF ablation versus RF ablation alone: a prospective randomized trial.Radiology, 2012,262(2):689-700.

4. Metussin A, Patanwala I,Cross TJ. Partial hepatectomy vs.transcatheter arterial chemoembolization for resectable multiple hepatocellar carcinoma beyond Milan criteria: a RCT.J Hepatol, 2015,62(3): 747-748.

5. Chen X, Xiao E, Shu D,et al. Evaluating the therapeutic effect of hepatocellular carcinoma treated with transcatheter arterialchemoembolization by magnetic resonance perfusion imaging. Eur J Gastroenterol Hepatol, 2014,26(1):109-113.

6. Ogasawara S, Chiba T, Ooka Y, et al. A randomized placebo-controlled trial of prophylactic dexamethasone for transcatheter arterial chemoembolization. Hepatology, 2017 Jul 26. doi: 10.1002/hep.29403. [Epub ahead of print].

7. Kim JW,Shin SS,Kim JK,et al.Radiofrequency ablation combined with transcatheter arterial chemoembolization for the treatment of single hepatocellular carcinoma of 2 to 5 cm in diameter: comparison with surgical resection.Korean J Radiol, 2013,14(4):626-635.

8. Roche G, Teo TK, Tan AE,et al. Intra-arterial CT angiography visualization of arterial suppley to inferior vena cava tumor thrombus prior to radioembolization of hepatocellular carcionma. Saudi J Gastroenterol,2012,18(6):384-387.

9. Lee I,Chung JH,Yin Y,et al. Extrahepatic collateral artery supply to the tumor thrombi of hepatocellular carcinoma invading inferior vena cava: the prevalence and determinant factors. Journal of Vascular & Interventional Radiology, 2009,20(1):22-29.

10. Chern MC, Chuang VP, Cheng T, et al. Transcatheter arterial chemoembolization for advanced hepatocellular carcinoma with inferior vena cava and right atrial tumors. Cardiovasc Intervent Radiol, 2008,31(4):735-744.

11. Wang Y, Yuan L, Ge RL, et al. Survival benefit of surgical treatment for hepatocellular carcinoma with inferior vena cava/right atrium tumor thrombus: results of a retrospective cohort study.Ann Surg Oncol, 2013,20(3):914-922.

12. Massani M, Stecca T, Ruffolo C, et al. Should we routinely use DEBTACE for unresectable HCC? TACE versus DEBTACE: a single-center survival analysis.Updates Surg,2017,69(1):67-73.

13. Prajapati HJ, Kim HS. Treatment algorithm based on the multivariate survival analyses in patients with advanced hepatocellular carcinoma treated with trans-arterial chemoembolization. PLoS One, 2017,12:e0170750.

14. Kashima Y, Miyazaki M, Ito H, et al. Effective hepatic artery chemoembolization for advanced hepatocellular carcinoma with extensive tumour thrombus through the hepatic vein. Gastroenterol Hepatol,1999,14(9):922-927.

15. Kasai Y, Hatano E, Seo S, et al. Proposal of selection criteria for operative resection of hepatocellular carcinoma with inferior vena cava tumor thrombus incorporating hepatic arterial infusion chemotherapy. Surgery,2017,162(4):742-751.

16. Koo JE, Kim JH, Lim YS, et al. Combination of transarterial chemoembolization and three-dimensional conformal radiotherapy for hepatocellular carcinoma with inferior vena cava tumor thrombus. Int J Radiat Oncol Biol Phys, 2010,78(1):180-187.

17. Duan F, Yu W, Wang Y, et al. Trans-arterial chemoembolization and external beam radiation therapy for treatment of hepatocellular carcinoma with a tumor thrombus in the inferior vena cava and right atrium. Cancer Imaging, 2015,15:7.

18. Hou JZ, Zeng ZC, Zhang JY,et al. Influence of tumor thrombus location on the outcome of external-beam radiation therapy in advanced hepatocellular carcinoma with macrovascular invasion. Int J Radiat Oncol Biol Phys, 2012,84(2):362-368.

19. Sawada S, Fujiwara Y, Koyama T,et al. Application of expandable metallic stents to the venous system. Acta Radiol, 1992,33(2):156-159.

20. Irving JD,Dondelinger RF, Reidy JF,et al. Gianturco self-expanding stents:clinical experience in the vena cava and large veins. Cardiovasc Intervent Radio, 1992,15(5):328-333.

21. Devcic Z,Techasith T,Banerjee A,et al. Techniacal and anatomic factors influencing the success of inferior vena caval stent placement for malignant obstruction. J Vasc Interv Radiol,2016,27(9):1350-1360.e1.

22. Yang QH, Zhang W, Liu QX, et al. TACE combined with implantation of irradiation stent versus TACE combine with bare stent for HCC complicated by IVCTT. Cardiovasc Intervent Radiol, 2016, 39(9): 1280-1288.

23. Li W, Wang Y, Gao W, et al. HCC with tumor thrombus entering the right atrium and inferior vena cava treatedby percutaneous ablation. BMC Surg,2017,17(1):21.

第十章
肝癌伴下腔静脉癌栓的全身化疗

由于肝细胞性肝癌（hepatocellular carcinoma，HCC）伴下腔静脉癌栓（inferior vena cava tumor thrombosis，IVCTT）已经处于疾病晚期，大多数患者已失去手术机会。化疗药物能抑制或杀死肿瘤细胞，是治疗晚期 HCC 主要手段之一。化疗对减轻 HCC 患者症状、提高生活质量、延长生存时间具有重要作用。新的化疗药物如奥沙利铂（oxaliplatin，OXA）、卡培他滨（capecitabine，CAP）和吉西他滨（gemcitabine，GEM）等促进了对 HCC 的全身化疗研究。

第一节　化疗的适应证与禁忌证

HCC 伴 IVCTT 化疗的适应证：主要适合于肝功能 Child-Pugh A/B 级、美国东部肿瘤协作组（ECOG）PS 评分 0 ~ 2 分、预期寿命超过 3 个月、不能进行手术切除或介入等治疗的患者。

化疗的禁忌证：（ECOG）PS 评分 > 2 分、肝功能 Child-Pugh C 级、合并严重感染、出血倾向、骨髓功能不足、严重未控制的内科疾病、心肺肾等重要脏器功能明显异常等。

第二节　常用化疗药物及作用机制

根据药物的来源、化学结构和作用机制，HCC 常用的化疗药物可分为 4 类：铂类、抗代谢类、抗生素类和其他类。

一、铂类

铂类能引起 DNA 双链形成交叉联结，干扰细胞的正常分裂从而杀灭肿瘤。铂类对多种肿瘤有较好的疗效，是常用的 HCC 化疗药物之一。顺铂（cisplatin）为第一代铂类药物，具有比较明显的消化道反应和肾毒性，可引起肾小管变性坏死，甚至发生不可逆的肾衰竭。卡铂（carboplatin）为第二代铂类药物，消化道和肾毒性等不良反应均较轻，但骨髓抑制较明显。OXA 为第三代铂类药物，消化道反应和肾毒性、骨髓抑制均较轻，但有一定的神经毒性。OXA 抗肿瘤毒性不受 DNA 错配修复缺陷或复制旁路的影响，并与其他铂类药物不存在交叉耐药。

二、抗代谢类

这类药物主要是通过干扰核酸代谢影响 DNA、RNA 和蛋白质的合成，主要包括尿嘧啶类和胞嘧啶类两种抗代谢肿瘤药物。

（一）尿嘧啶类

氟尿嘧啶（5-FU）在体内活化为氟尿嘧啶（FdUMP）后竞争性抑制胸苷酸合成酶，而阻碍尿嘧啶脱氧核苷酸转变成胸腺嘧啶脱氧核苷，干扰 DNA 的生物合成。研究发现，四氢叶酸能通过稳定由 5-FU 代谢产物 FdUMP、胸苷酸合成酶和甲基四氢叶酸组成的三联复合物，增加 5-FU 的细胞毒作用。5-FU 的缺点有半衰期短、不可口服、非肿瘤选择性。

替加氟（tegafur，TF）是 5-FU 的前体，主要在肝脏内由 P450 活化产生 5-FU，后分布到全身。TF 为非肿瘤选择性药物，其脂溶性提高、可以口服、毒性小于 5-FU。此后氟尿嘧啶类药物发展分为两种思路：一种是不断加入复方制剂，如优氟啶（UFT）、替吉奥（S-1）等；另一种是肿瘤选择性的口服药物，如 CAP 等。

UFT 是由 TF 与尿嘧啶以 1∶4 摩尔分子比例构成的复合制剂。尿嘧啶可阻断 TF 在体内的降解作用，使得肿瘤组织中 5-FU 的浓度明显高于血液及肿瘤相邻正常组织中的药物浓度，提高了抗肿瘤效果。

S-1 包括 TF 和吉美嘧啶（gimeracil，CDHP）及奥替拉西钾（oteracil，Oxo）两种生物调节剂。CDHP 能够强效且竞争性抑制双氢嘧啶脱氢酶对 5-FU 的分解，提高血液和肿瘤组织中 5-FU 的有效浓度和作用时间，并增加肿瘤组织对 5-FU 的敏感性。Oxo 可以选择性抑制胃肠道中的乳清酸磷酸核糖转移酶，阻断 5-FU 的磷酸化。Oxo 在肿瘤组织中分布很少，因此在不影响抗癌活性的同时减少了胃肠道毒性，因此 CDHP 和 Oxo 两个生物调节剂的加入起到了增效减毒的作用。

（二）胞嘧啶类

CAP 是一种对肿瘤细胞有高度选择性和特异性的抗肿瘤药物。CAP 主要在肿瘤组织中代谢为 5-FU，提高肿瘤组织中 5-FU 的浓度，增强抗肿瘤作用，减少毒副作用。

吉西他滨（gemcitabine，GEM）在细胞内被代谢为二磷酸及三磷酸核苷，二磷酸核苷抑制核苷酸还原酶的活性，抑制合成 DNA 所必需的三磷酸脱氧核苷的生成；三磷酸核苷与三磷酸脱氧核苷竞争掺入至 DNA 链中。同样，少量 GEM 还可以掺入 RNA 分子中。GEM 阻止 DNA 的合成与修复，引起细胞凋亡。GEM 的主要代谢产物无活性、90% 经尿排出、与其他化疗药物无交叉耐药且毒性反应无叠加。

三、抗生素类

抗生素类为细胞周期非特异性药物，主要通过与 DNA 结合达到阻止 DNA 复制或嵌入 DNA 中抑制 RNA 合成的目的。主要的代表药物有丝裂霉素（mitomycin，MMC）、多柔比星（adriamycin，ADM）及其衍生物如表柔比星（epirubicin，EPI），柔红霉素（daunomycin）等。MMC 在胃肠道肿瘤的化疗中应用较少，但常用于 HCC 的肝动脉栓塞化疗。多柔比星曾被认为是 HCC 最有效的化疗药物，但可引起期前收缩、迟发性心肌损害，严重时导致心力衰竭，而多柔比星衍生物的心脏毒性较轻。

四、其他类

虽然有研究证实三氧化二砷以及维A酸在晚期HCC的治疗中有一定作用，但目前未见其在HCC伴IVCTT中的应用，所以不予阐述。其他抗肿瘤药物，如烷化剂、激素类、生物碱类等在HCC治疗中应用很少，本节不予赘述。

第三节 化疗的疗效

一、单药化疗

HCC伴IVCTT的单药化疗以口服UFT或S-1为主。1例HCC术后复发伴IVCTT患者，口服UFT治疗后获得肿瘤完全缓解，甲胎蛋白和异常的凝血酶原时间明显下降，长期未再发生肝外转移。患者核苷磷酸化酶的较低表达可能提示对UFT的良好反应。

但单药治疗HCC的疗效非常有限，目前多倾向联合化疗。

二、联合化疗

联合化疗应用于HCC伴IVCTT的文献很少。1例HCC术后3个月出现IVCTT和肺部多发转移灶，予以低剂量5-FU和顺铂治疗后肿瘤体积明显缩小。但在术后13个月左肺出现一个新的转移灶，经胸腔镜手术切除，该患者术后无瘤生存46个月。该病例提示5-FU和顺铂联合化疗可能是治疗HCC伴IVCTT的一种方法。

EACH研究结果显示，FOLFOX4方案治疗晚期HCC效果明显优于单药多柔比星，其总生存时间分别为5.7个月和4.3个月（$P=0.03$），疾病控制率分别为47.1%和26.6%（$P=0.004$）。虽然总体疗效欠佳，但该方案是全球第一个被证实可以提高晚期HCC患者生存时间的化疗方案。但是，由于HCC伴IVCTT发病率低，EACH研究没有对伴IVCTT患者进行亚组分析。

三、以化疗为主的综合治疗

（一）化疗联合靶向治疗

索拉非尼（sorafenib）是一种多靶点的酪氨酸激酶抑制剂，具有抗血管生成和抗肿瘤细胞增殖的双重作用。索拉非尼被批准用于不能手术治疗的晚期HCC。

文献报道2例HCC伴IVCTT患者经TACE（表柔比星）和索拉非尼治疗后，分别存活44个月和35个月。联合治疗的可能机制是动脉栓塞化疗杀灭大部分肿瘤后，产生的乏氧微环境刺激残余的肿瘤细胞分泌更多的血管内皮生长因子，而索拉非尼对血管生长因子受体具有抑制作用。另外，索拉非尼可以对Ras/Raf/MEK/ERK信号通路进行抑制，而这条信号通路的激活往往与化疗多药耐药相关，所以索拉非尼和细胞毒化疗药物具有协同作用。经肝动脉化疗联合索拉非尼也是治疗HCC伴IVCTT的方法之一。

索拉非尼联合化疗药物在HCC伴IVCTT的研究较少。索拉非尼联合单一化疗药物治疗晚期HCC的病例报道较多，如联合多柔比星、GEM、5-FU、CAP、UFT、S-1等，具有提高治疗有效率、延长患者生存时间的优势。索拉非尼联合两种细胞毒药物治疗晚期

HCC，如联合表柔比星和 5-FU、联合 GEM 和奥沙利铂方案等，具有协同增效作用，不明显增加毒副作用。

（二）化疗联合手术治疗

手术切除了肝脏原发病灶和癌栓，化疗药物如 S-1 或 UFT 能控制部分术后患者的肝内和肺部多发转移灶。研究表明围术期化疗联合手术治疗能延长 HCC 伴 IVCTT 患者的生存时间。

文献报道了 1 例 HCC 术后复发伴下腔静脉 / 右心房癌栓、双侧肺部转移患者，先行肝肿块和癌栓切除，然后予以 S-1 治疗，双侧肺部转移灶完全消失。另有文献报道 1 例 HCC 伴右心房癌栓患者，先予 2 个疗程的 IFN-β 和多柔比星治疗，随后手术切除了右心房、下腔静脉及右肝静脉癌栓，同时结扎了右肝静脉以防止肿瘤的进展。给予 IFN/5-FU 和 IFN/S-1 治疗 16 个月后，再行右肝后叶切除。第二次手术 12 个月后肿瘤再次复发，予以 TACE、IFN 联合化疗药物治疗 14 个月后，肿瘤破入胆管，随后患者死亡，总生存时间约 44 个月。还有 1 例 HCC 破裂出血伴下腔静脉、门静脉右后支癌栓、肺部多发转移患者，先行右肝切除和 IVCTT 切除术。术后肺部转移灶逐渐增大，予以口服 S-1（120mg/d）一个疗程之后肺部转移瘤明显缩小，持续治疗了 4 个疗程。另有文献报道 1 例 UFT 联合手术切除治疗 HCC 伴 IVCTT 成功的病例。患者先行右三肝叶切除和 IVCTT 取出术，术后 2 个月残肝多发转移灶，予以 UFT 单药治疗后转移灶完全消失。该患者无瘤生存 6 年余。核苷磷酸化酶表达较低可能解释了该患者对 UFT 的良好反应。

以上研究虽为个案报道，但提示手术切除联合化疗能延长部分 HCC 伴 IVCTT 患者的生存时间，是治疗 HCC 伴 IVCTT，尤其合并双肺转移的有效治疗手段。

（三）化疗联合肝动脉栓塞

经肝动脉化疗栓塞术（transarterial chemoembolization，TACE）是通过栓塞肿瘤血管使肿瘤组织缺血，同时被碘油乳化的化疗药物聚集在肿瘤部位缓慢释放以达到杀灭肿瘤细胞的作用。TACE 已成为除手术之外治疗 HCC 的首选方法。

对于部分 HCC 伴 IVCTT 患者，先行 TACE 治疗后或同时口服 UFT 治疗，IVCTT 和 / 或肺部转移灶可以完全消失。说明 TACE 联合化疗对于 HCC 伴 IVCTT 患者的治疗具有一定的效果。文献报道了一例 HCC 伴 IVCTT、骨转移患者经多学科治疗后获得长期生存的病例。首先对 HCC 病灶行 2 次 TACE 治疗，并对骨转移灶行放射治疗。IFN-α 联合 S-1 治疗 3 个月后肝内再次出现新的病灶，予以 TACE 治疗。自从被确诊晚期 HCC 3 年后仍生存良好，且无肝外转移灶。

文献报道化疗联合 TACE 治疗 HCC 伴 IVCTT 的病例较少，但应用于晚期 HCC 的研究不少。日本学者报道了以丝裂霉素肝动脉灌注化疗联合口服 S-1 治疗 12 例晚期 HCC，疾病控制率为 58%，17% 获得部分反应，42% 疾病稳定。说明丝裂霉素（65mg/m^2）肝动脉灌注化疗联合 S-1（80mg/m^2）治疗晚期 HCC 是安全而有效的。一项荟萃分析表明 GEM 联合奥沙利铂经 TACE 治疗晚期 HCC 疗效确切，能改善患者预后，提高生存质量。GEM 联合铂类具有叠加以及协同作用，并可促进顺铂与肿瘤 DNA 结合，并抑制损伤的 DNA 修复。

由于 HCC 伴 IVCTT 发病率较低，生存期较短，针对这部分患者的化疗尚无大规模前瞻性临床试验，但是一些回顾性案例分析提示部分患者经化疗以及联合其他治疗手段的多学科综合治疗获得了较好的疗效。因此，需要针对 HCC 伴 IVCTT 患者开展积极的多中心临床研究，探索安全而有效的化疗方案，并制订最佳的个体化综合治疗方案，改善患者的预后。

（李　秋　黄嘉兴）

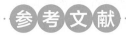

1. Qin S, Cheng Y, Liang J, et al. Efficacy and safety of the FOLFOX4 regimen versus doxorubicin in Chinese patients with advanced hepatocellular carcinoma: a subgroup analysis of the EACH study.On cologist,2014,19(11):1169-1178.

2. Magata H, Kondo K, Otani K, et al. A case of long-term survival after low-dose FP systemic chemotherapy for a tumor thrombus in the inferior caval vein and multiple lung metastases from recurrent hepatocellular carcinoma. Gan to Kagaku Ryoho, 2014,41(9):1147-1150.

3. Gao H, Xu L, Zhang Y, et al. Long-term survival of patients with hepatocellular carcinoma with inferior vena cava tumor thrombus treated with sorafenib combined with transarterial chemoembolization: report of two cases and literature review. Chinese Journal of Cancer, 2014,33(5):259-266.

4. Ooka Y, Chiba T, Ogasawara S, et al. A phase I/II study of S-1 with sorafenib in patients with advanced hepatocellular carcinoma.Invest New Drugs, 2014,32(4):723-728.

5. Huang W, You L, Liu D, et al. S-1 plus sorafenib for the treatment of advanced hepatocellular carcinoma. J BUON, 2016,21(6):1388-1393.

6. Meng XC, Chen BH, Huang JJ,et al. Early prediction of survival in hepatocellular carcinoma patients treated with transarterial chemoembolization plus sorafenib.World J Gastroenterol, 2018,24(4):484-493.

7. Kawamoto K, Eguchi H, Wada H, et al. A case of successful surgical resection followed by S-1 administration for hepatocellular carcinoma with lung metastases and a tumor thrombus into right atrium.Gan To Kagaku Ryoho, 2011,38(12):2490-2492.

8. Monden K, Kobayashi S, Wada H, et al.A case of successful second look operation for hepatocellular carcinoma with right atrial tumorthrombus.Gan To Kagaku Ryoho, 2011,38(12):2472-2474.

9. Mizukami T, Kamiyama T, Nakanishi K, et al. A successful case of systemic chemotherapy followed by liver resection for advanced hepatocellular carcinoma with highly vascular invasion and multiple pulmonary metastases.Gan To Kagaku Ryoho, 2011,38(5):849-852.

10. Furukawa K, Kawamoto K, Hama N, et al. Surgical resection and S-1 administration for the treatment of hepatocellular carcinoma.Gan To Kagaku Ryoho, 2012,39(12): 1994- 1996.

11. Matsuda M, Shiba S, Asakawa M,et al. Complete remission of multiple recurrent hepatocellular carcinomas by oral administration of enteric-coated tegafur/uracil in a patient with huge hepatocellular carcinoma extending to the inferior vena cava after hepatic resection: analysis of mRNA expression of fluoropyrimidine metabolism enzymes in the primary tumor. Int J Clin Oncol,2009,14(3):245-248.

12. Tagawa Y, Seki T, Shiro T,et al. Vanishing tumor thrombus in IVC after oral administration of UFT and TAE in a patient with HCC; a case report. Gan To Kagaku Ryoho, 1993,20(14):2217-2220.

13. Shibata J, Hayashida T, Ikebe M,et al. A case of hepatocellular carcinoma whose lung metastases and tumor emboli in the inferior vena cava disappeared by oral administration of UFT. Gan To Kagaku Ryoho, 1994,21(10):1669-1672.

14. Yamada D, Wada H, Kobayashi S, et al. A long-term survival case of hepatocellular carcinoma with bone metastasis and inferior vena cava tumor thrombus successfully treated with multidisciplinary therapy.Gan To Kagaku Ryoho, 2010,37(12):2670-2672.

15. Terazawa T, Kondo S, Hosoi H,et al. Transarterial infusion chemotherapy with cisplatin plus S-1 for hepatocellular carcinoma treatment: a phase I trial. BMC Cancer, 2014,14:301.

16. Cai R, Song R, Pang P, et al.Transcatheter arterial chemoembolization plus sorafenib versus transcatheter arterial chemoembolization alone to treat advanced hepatocellular carcinoma: a meta-analysis.BMC Cancer,2017,17(1):714.

17. Wu FX, Chen J, Bai T, et al.The safety and efficacy of transarterial chemoembolization combined with sorafenib and sorafenib mono-therapy in patients with BCLC stage B/C hepatocellular carcinoma.BMC Cancer,2017,17(1):645.

第十一章
肝癌伴下腔静脉癌栓的放射治疗

肝细胞性肝癌（hepatocellular carcinoma，HCC）伴下腔静脉癌栓（inferior vena cava tumor thrombosis，IVCTT）属于肝癌晚期，治疗效果不理想。迄今为止，针对 HCC 伴 IVCTT 的患者，临床上缺乏有效的治愈手段。虽然外科手术能使部分患者获得根治性切除效果，但是该类手术创伤大、难度和风险亦极高，仅在少数较大的肝脏中心能够安全实施。对于大部分有治疗意愿的 HCC 伴 IVCTT 患者，如何选择 TACE、系统性化疗、靶向治疗，抑或放射治疗等治疗手段，目前尚无统一的标准方案。

放射治疗已经成为晚期 HCC（甚至合并肝外病灶）的优势治疗手段，并在 2017 年中国《原发性肝癌诊疗规范》中得到推荐。随着放疗技术的进步，HCC 放疗指征、放疗模式和放疗技术都发生了深刻的变化。尤其是近年来，随着计划系统、呼吸门控、三维适形放疗（3-dimensional conformal radiation therapy，3DCRT）、调强放疗（intensity modulated radiation therapy，IMRT）及图像引导放疗（image guided radiation therapy，IGRT）等放疗新技术的发展，高放疗剂量能够更加集中地投射在肿瘤局部，且更好地减少瘤体周围正常组织的放射性损伤。大量证据表明，外放疗使不同疾病分期的 HCC 患者得到较好的疾病控制率，延长患者生存时间，提高生活质量。虽然放疗用于治疗 HCC 伴 IVCTT 的临床研究较少，但是仍有部分研究证实了放疗治疗 HCC 伴 IVCTT 的有效性。

放射治疗分两种：外放疗和内放疗。外放疗是利用加速器产生的射线（光子或粒子），经体外聚焦到体部肿瘤，使其破坏肿瘤细胞 DNA，导致肿瘤细胞死亡。内放疗是利用放射性核素经机体管道或针道置入肿瘤内，使肿瘤受到来自内部的射线照射，达到破坏 DNA 和诱导肿瘤细胞死亡的目的。

第一节　肝癌伴下腔静脉癌栓外放疗的疗效

一、外放疗的适应证与禁忌证

HCC 属于放疗中度敏感肿瘤（其 α/β 值 ≥ 10，相当于低分化鳞癌）。巴塞罗那 HCC 分期中的治疗建议指出：对于不适合手术切除、移植、射频或 TACE 的各分期 HCC 患者，放疗均可作为确定性治疗的最后选择或为肝移植的过渡性治疗。美国 NCCN 肝胆肿瘤诊治指南（2017 版）指出：不论肿瘤位置，不能切除或移植的 HCC 均可作为外放疗的适应证（证据等级 2B）。我国 2017 年版《原发性肝癌诊疗规范》推荐对伴有门静脉癌栓/IVCTT 的Ⅲa 期、Ⅲb 期 HCC 患者采用姑息性放疗，可使一部分患者肿瘤缩小或降期，从而获得手术切除机会（证据等级 3）。

综合指南及临床经验，HCC 伴 IVCTT 外放疗的适应证总结如下：无法手术切除的

HCC 伴 IVCTT；肝功能 Child-Pugh A-B 级；体力状况 ECOG 评分为 0～2。

放疗的绝对禁忌证很少，主要有：患者处于恶病质状态；全身广泛转移；急性炎症、肝功能 Child-Pugh C 级、肺功能障碍、心力衰竭等，可在病情控制后再行放疗。

二、外放疗的照射靶区、剂量和技术

（一）外放疗靶区

放疗靶区规划主要针对在实质内的肝癌瘤体，即根据增强 CT 或 MR 增强扫描中显示的大体肿瘤体积（gross tumor volume，GTV）设定范围。GTV 定义为动脉增强早期下 CT 值为高密度的病灶。临床放射靶体积（clinical target volume，CTV）不同于 GTV，放射治疗学将 GTV 外扩 1cm 的组织区域定义为 CTV。考虑肝脏和肿瘤移动度等因素，在常规放疗技术情况下，可将计划靶体积（planning target volume，PTV）在 CTV 的基础上外放 5～15mm。而 IVCTT 位于肝外，甚至靠近心脏，需要将肝下、肝后或者肝下下腔静脉以及部分右心房设计为 CTV，故建议将 CTV 设定为 GTV 外扩 2～4mm 的组织区域（图 11-1）。癌栓靶区的勾画尽量充分参考多种影像学资料，尤其是 IVCTT 在静脉相的显影范围。

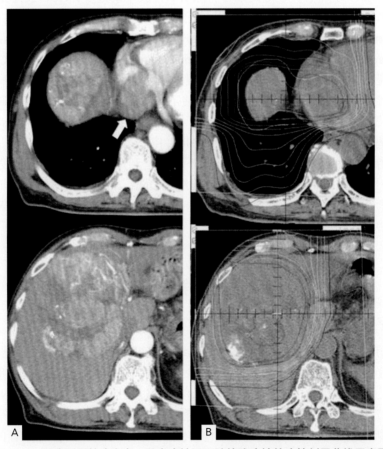

图 11-1 **肝癌质子放疗方案，肝内病灶及下腔静脉癌栓放疗等剂量曲线示意图**

A. CT 扫描动脉期显示肝内病灶和下腔静脉癌栓；B. 肝内病灶和下腔静脉癌栓计划靶体积等剂量曲线，投递放疗剂量以 5% 的水平由内至外分布的曲线递减

（二）外放疗剂量

2017年中国《原发性肝癌诊疗规范》指出：正常肝组织耐受剂量与肝硬化、肝功能状态相关，即肝功能为Child-Pugh A者，常规分割放疗时，全肝的耐受量为28~30Gy，或非常规低分割放疗（每次分割剂量4~8Gy）全肝的耐受量为23Gy；肝功能为Child-Pugh B者，肝脏对射线的耐受量明显下降；对于伴有肝硬化和脾功能亢进的HCC患者，其凝血功能较差，且常合并胃肠道淤血，其胃肠道的放射耐受剂量低于肿瘤放射治疗协作组（RTOG）的推荐剂量。

依据文献报道，IVCTT的中位放疗剂量维持在36~45Gy。根据采用的不同放疗技术，投递剂量略有差异。目前多采用多次剂量分割方式照射治疗，以减少残留肝组织放射性损伤，而且照射治疗也需要兼顾肝脏病灶与IVCTT。回顾性队列研究发现，不论如何分割，放疗剂量与预后呈正相关。根据IVCTT与肝内病灶的相对位置，可选择同期照射治疗，但肝内病灶的照射剂量应尽可能提高；或者IVCTT选择照射治疗，肝内病灶选择经肝动脉栓塞治疗。

目前国内外指南尚未对IVCTT放疗剂量给出具体建议。而针对肝内病灶，剂量投递如下：立体定向放疗时，肝功能为Child-Pugh A级，正常肝体积超过700ml，<15Gy×3次；正常肝>800ml，<18Gy×3次是安全剂量。一般推荐放疗剂量≥30~60Gy/3~6次；对姑息性放疗的肝癌患者，肿瘤的放疗剂量基本上取决于全肝和（或）周围胃肠道的耐受量，大部分的报道以40~70Gy常规分割剂量。

（三）外放疗技术

多种放疗技术，如CRT、IMRT、IGRT或SBRT等，均可作为HCC伴IVCTT的治疗选择。螺旋断层放疗设备作为图像引导下的IMRT，适合多发病灶的HCC患者。图像引导下的IMRT可以减少放疗毒性、提高放疗精度。随着毒性降低，可尝试增加剂量，以试图改善肿瘤的长期控制情况。

2017年中国《原发性肝癌诊疗规范》指出，HCC的立体定向放射治疗必须满足以下条件：有四维CT的影像设备引导或肿瘤追踪系统、非常精确的患者体位固定、放射治疗前的个体化图像校正、放射治疗设备能聚焦到肿瘤以及肿瘤之外的射线梯度下降快。

呼吸运动是导致肝脏肿瘤在放疗过程中运动和形变的主要原因。目前可采取多种技术以减少呼吸运动带来的影响，如门控技术、实时追踪技术和呼吸控制技术、根据四维CT确定内靶区（internal target volume，ITV）等。腹部加压简单易行，减少肝脏的呼吸动度，压腹部位在剑突与脐连线上半部，可最大限度地减小肝脏呼吸动度。

三、外放疗的疗效

近年来，国内外大量的临床研究明确了外放疗治疗HCC伴大血管侵犯的有效性，可以显著改善患者的预后（图11-2，图11-3）。有一项研究回顾性分析了71例HCC伴IVCTT患者，42例接受外放疗的患者中位生存期为11.7月，对照组（未接受放疗）中位生存期为4.7月。应用容积旋转调强引导的SBRT治疗合并PVTT或IVCTT的41例HCC患者，15例获得完全缓解（CR），16例获得部分缓解（PR），7例获得疾病稳定（SD），仅3例出现疾病进展（PD），而总体患者的中位生存期达13个月，1年生存率高达50.3%。另有文献报道181例合并大血管侵犯的HCC患者接受EBRT照射治疗，该研究首次对 IVCTT 和 PVTT 患者进行分层分析，按生存期长短排序。37 例合并 IVCTT、39 例 PVTT 分支、18 例 IVCTT 并 PVTT 及 87 例 PVTT 主干患者的中位生存期分别为 17.4、10.2、8.5 和 7.4 个月，其中单纯 IVCTT 的患者接受 EBRT 后获得 CR 率显著高于 PVTT 组（62.2%vs.20.8%）。该研究提示 HCC 伴 IVCTT 的患者接受 EBRT 治疗获益优于 PVTT 的患者，可能与 IVCTT 对放疗更加敏感有关，但是影响因素还包括，IVCTT 患者多为单个肝内病灶、肝内病灶更容易控制，或者 IVCTT 患者更多接受了放疗后的 TACE 治疗，故存在较多的混杂因素，需要更多的临床研究证实 IVCTT 对放疗更敏感的问题。

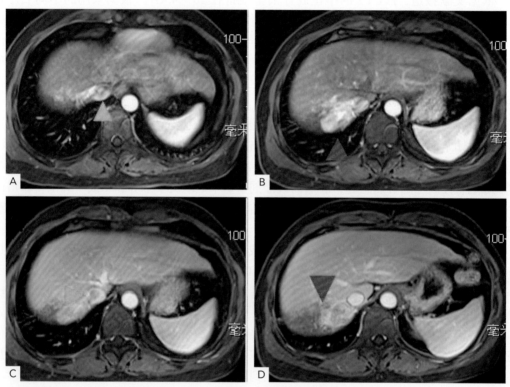

图 11-2　**肝癌伴下腔静脉癌栓放疗前**

绿色箭头为下腔静脉癌栓，红色箭头为肝癌病灶

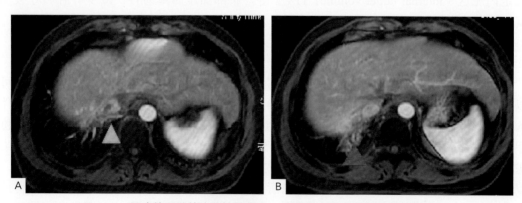

图 11-3　**肝癌伴下腔静脉癌栓放疗后，肝癌病灶及下腔静脉癌栓均缩小**

绿色箭头为下腔静脉癌栓，红色箭头为肝癌病灶

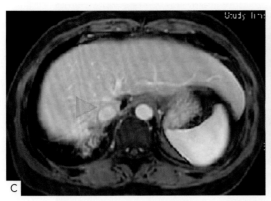
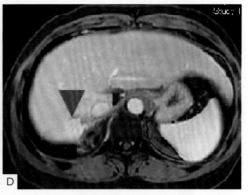

图 11-3（续）

大多文献表明，HCC 伴 IVCTT 的患者在接受放疗后，其主要死亡原因是肝内肿瘤进展。一些放疗中心试图通过提高放疗剂量以改善肝内肿瘤控制，从而延长患者生存时间。笔者单位报道了 118 例 HCC 伴 PVTT 或 IVCTT 的患者资料显示：通过图像引导的螺旋断层放疗手段，可将中位总放疗剂量从 3D-CRT 的 54Gy 提高到 60Gy，患者的中位生存时间也相应地从 10.46 个月提高到 15.47 个月。该研究提示，通过图像引导的螺旋断层放疗投递高放疗剂量可使合并大血管侵犯的 HCC 患者生存时间显著受益。

质子治疗是一种特殊形式的外照射治疗方法。虽然目前缺乏较高级别的临床资料支持在 HCC 伴 IVCTT 患者质子放疗疗效优于光子放疗。但是最近在日本学者 Komatsu 等研究结果认为质子放疗效果显著优于单纯 TACE 组。接受质子放疗的 16 例 HCC 伴 IVCTT 的患者中，1 年和 3 年总体生存率分别达到 61.1% 和 36.7%，其中 6 例患者接受根治性照射，生存时间全部超过 1 年，中位生存时间达到 25.4 个月；10 例接受姑息性照射患者 1 年生存率仅 33.3%，中位生存期为 7.7 个月。

综上所述，HCC 伴 IVCTT 患者接受放疗可能获得较好的疗效，提高局部病灶控制率，延长患者生存期，具有良好的剂量 - 反应关系。HCC 患者死亡的主要原因为肝内肿瘤进展导致肝衰竭，放疗后患者的主要死因仍是肝内肿瘤进展。患者在接受放疗后 IVCTT 得到控制，肝内肿瘤转为主要矛盾，故应重视肝内病灶同期放疗或结合 TACE 等治疗，使患者获得更大受益。

第二节　肝癌伴下腔静脉癌栓内放疗的疗效

2017 年中国《原发性肝癌诊疗规范》将 HCC 伴 IVCTT 作为内放射的治疗指征。放射性粒子置入是治疗晚期肝癌的一种有效治疗手段，包括 ^{90}Y 微球疗法、^{131}I 单克隆抗体、放射性碘化油、^{125}I 粒子置入等。^{125}I 放射性粒子可持续产生低能 X 射线、γ 射线或 β 射线，其特点在于粒子持续产生低剂量射线，且单个粒子有效的照射距离在 1~2mm 之间，尤其适合 HCC 合并管腔结构侵犯的患者（如门静脉、下腔静脉或胆道）。对于肝癌伴 IVCTT，一般选择带有 ^{125}I 放射粒子的内支架，既完成 IVCTT 瘤体内放疗治疗，又能维持下腔静脉回心血流通畅，迅速缓解下肢水肿等症状，改善患者的生活质量（图 11-4）。

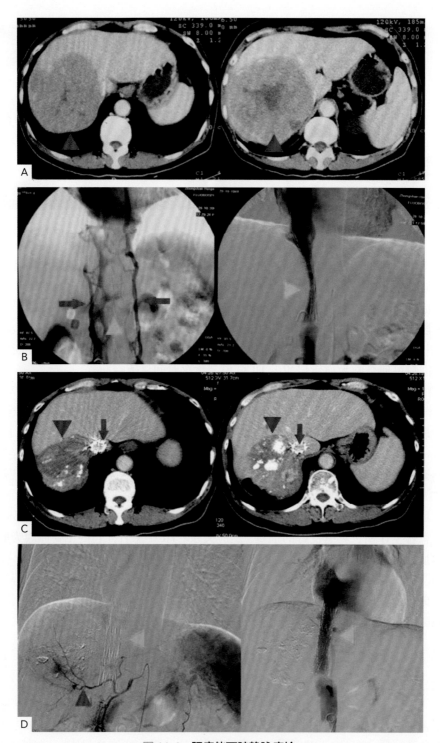

图 11-4　肝癌伴下腔静脉癌栓

A：肝癌（红色箭头）；B：下腔静脉造影示下腔静脉梗阻，内充盈缺损，周围侧支形成（红色箭号），
支架置入后侧支消失（绿色箭头）；C：治疗一年后复查，肝右叶病灶明显缩小（红色箭号），下腔静脉
支架通畅（红色箭头）；D：示 TACE+ 下腔静脉支架＋碘 125 粒子治疗一年后，DSA 造影示肝内不规则
肿瘤血管染色（红色箭号），下腔静脉支架通畅良好，支架粒子无移位（绿色箭头）

国内学者 Yang 等报道一组 61 例 HCC 伴 IVCTT 患者的内放射治疗研究，其中 33 例接受 TACE+^{125}I 粒子下腔静脉内支架放射治疗，28 例接受 TACE+ 裸支架治疗。结果显示，^{125}I 粒子内支架组患者显著获益，中位生存期达到 203 天，而裸支架组仅为 93 天。笔者单位从 2009 年 1 月—2012 年 10 月，共对 91 例 HCC 伴 IVCTT 的患者，行下腔静脉内置入携带 ^{125}I 粒子的支架联合 TACE 进行治疗（资料未发表），术后 1、2 年的总体生存率及支架通畅率分别为 91.8%、29.3%，及 87.5%、13.4%。故 HCC 伴 IVCTT 患者选择 ^{125}I 粒子内放射治疗是安全有效的。

附：下腔静脉内支架置入技术与流程

下腔静脉内支架置入术：

（1）术前行增强 CT 或 MRI 检查，明确下腔静脉受癌栓累及范围。

（2）穿刺股静脉（一般为右侧），行下腔静脉造影、测压，使用腔内活检钳对栓子进行活检。通常受侵犯 IVC 长度（L，mm）决定粒子数量（N），即按公式 $[N=(1/4.5+2)\times2]$ 计算需置入 ^{125}I 粒子数量并根据造影结果决定置入的支架长度、直径。

（3）按上述方法制备成 ^{125}I 粒子条，并用 1-0 外科缝线将粒子条固定在腔静脉支架上，根据癌栓侵犯下腔静脉范围选用一至两条等长的粒子条，粒子条之间隔 90°～180°，制备成携带 ^{125}I 粒子条支架。

（4）在下腔静脉梗阻段内置入携带 ^{125}I 粒子条的支架，再次造影、测压。

（5）术后 30～45 天行腹部增强 CT 检查，明确置入的携带 ^{125}I 粒子条支架位置及下腔静脉通畅情况。

（曾昭冲　侯佳舟）

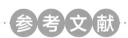

1. Dawson LA.Overview: where does radiation therapy fit in the spectrum of liver cancer local-regional therapies? Seminars in Radiation Oncology, 2011,21(4): 241-246.

2. Benson AB 3rd, D'Angelica MI, Abbott DE,et al.NCCN Guidelines Insights: Hepatobiliary Cancers, Version 1.2017. J Natl Compr Canc Netw, 2017,15(5): 563-573.

3. 中华人民共和国卫生和计划生育委员会医政医管局 . 原发性肝癌诊疗规范 (2017 年版). 中华肝脏病杂志 , 2017,25(12): 886-895.

4. Xi M, Zhang L, Zhao L, et al. Effectiveness of stereotactic body radiotherapy for hepatocellular carcinoma with portal vein and/or inferior vena cava tumor thrombosis. PLoS One, 2013,8(5): e63864.

5. Sugiyama S, Beppu T, Ishiko T, et al. Efficacy of radiotherapy for PV and IVC tumor thrombosis in unresectable HCC. Hepatogastroenterology, 2007,54(78): 1779-1782.

6. Sanefuji K, Fukuzawa K, Okamoto M, et al. Long-term surviving patient with inferior vena cava tumor thrombus and extrahepatic metastasis after spontaneous ruptured hepatocellular carcinoma. Clin J Gastroenterol, 2011,4(2): 123-128.

7. Mizumoto M, Tokuuye K, Sugahara S, et al. Proton beam therapy for hepatocellular carcinoma with inferior vena cava tumor thrombus: report of three cases. Jpn J Clin Oncol, 2007,37(6): 459-462.

8. Koo JE, Kim JH, Lim YS, et al. Combination of transarterial chemoembolization and three-dimensional conformal radiotherapy for hepatocellular carcinoma with inferior vena cava tumor thrombus. Int J Radiat Oncol Biol Phys, 2010,78(1): 180-187.

9. Komatsu S, Fukumoto T, Demizu Y, et al. The effectiveness of particle radiotherapy for hepatocellular carcinoma associated with inferior vena cava tumor thrombus. J Gastroenterol, 2011,46(7): 913-920.

10. Hou JZ, Zeng ZC, Zhang JY, et al. Influence of tumor thrombus location on the outcomeof external-beam radiation therapy in advanced hepatocellular carcinoma with macrovascular invasion. Int J Radiat Oncol Biol Phys, 2012,84(2): 362-368.

11. Hou JZ,Zeng ZC,Wang BL,et al. High dose radiotherapy with image-guided hypo-IMRT for hepatocellular carcinoma with portal vein and/or inferior vena cava tumor thrombi is more feasible and efficacious than conventional 3D-CRT. Jpn J Clin Oncol, 2016,46(4): 357-362.

12. Yang QH, Zhang W, Liu QX, et al. TACE combined with implantation of irradiation stent versus TACE combine with bare stent for HCC complicated by IVCTT. Cardiovasc Intervent Radiol, 2016,39(9): 1280-1288.

第十二章
肝癌伴下腔静脉癌栓的靶向治疗

肿瘤分子靶向治疗是指在细胞分子水平上针对明确的致癌位点（蛋白分子或基因片段等恶性表型分子）设计相应的药物，进入体内后特异性作用于参与肿瘤生长、存活的细胞受体、信号转导通路等，抑制肿瘤细胞生长或促进凋亡，最终导致肿瘤细胞特异性死亡，而治疗毒副作用减少，又称为生物导弹。根据靶向部位的不同，可将肿瘤靶向治疗分为两大类，即肿瘤细胞靶向治疗和肿瘤血管靶向治疗。肿瘤细胞靶向治疗是利用肿瘤细胞表面的特异性抗原或受体作为靶向，而肿瘤血管靶向治疗则是利用肿瘤区域新生毛细血管内皮细胞表面的特异性抗原或受体起作用。虽然针对肿瘤细胞的单克隆抗体的靶向特性在某种程度上提高了局部肿瘤组织内的药物浓度，但由于这些大分子物质要到达肿瘤细胞靶区，仍然需通过血管内皮细胞屏障，这一过程相对缓慢；而血管靶向药物则有很大的优势，给药后可迅速高浓度地积聚于靶标部位。

近年来，随着分子生物学技术的发展和对肿瘤发病机制的认识，肿瘤靶向治疗已经进入了一个全新的时代。越来越多的靶向治疗药物在临床取得了很好的效果，如 EGFR 受体阻滞剂吉非替尼（gefitinib）治疗非小细胞肺癌，酪氨酸激酶抑制剂伊马替尼（imatinib）治疗慢性粒细胞白血病，抗 HER-2 的曲妥珠单抗（trastuzumab）治疗乳腺癌等。

第一节 靶向药物的作用机制及疗效评价

一、靶向药物作用机制

HCC 的疾病过程涉及多种基因突变及细胞信号转导通路的异常。目前已知与 HCC 发病密切相关的信号通路包括生长因子通路、细胞分裂信号途径、抗细胞凋亡信号通路和新生血管异常增生等。HCC 发病的多重分子机制提示在肿瘤细胞生长过程中可能存在多个潜在的治疗靶点，分子靶向药物可通过阻断潜在的靶点，来影响肿瘤细胞关键基因或蛋白的激活，从而抑制或杀死肿瘤细胞。

（一）抗血管生成

抗血管生成最重要的靶点是血管内皮生长因子（VEGF）。抗血管生成的主要特点：①由于微血管内皮细胞较少发生突变，因而在药物作用下诱导耐药的几率较低。②肿瘤细胞的新生血管相对成熟度较差，抗肿瘤药物所需浓度较低，药物毒性较轻。③血管内皮肿瘤细胞可以直接被血液中的药物作用，不存在药物靶向运输至靶点的问题。

常见的两类抑制 VEGF 信号通路的药物：①以贝伐单抗（bevacizumba）为代表的靶向 VEGF 的单克隆抗体。② VEGFR 的酪氨酸激酶受体抑制剂。索拉非尼是 Raf、VEGFR-2，VEGFR-3 和 PDGFR-β 抑制剂，其多激酶抑制的作用机制使得其治疗效果较其他单靶点药物更强。瑞戈非尼同样是一种多激酶抑制剂，其作用靶点包括 VEGFR、PDGFR、FGFR、RET、KIT 及 TIE-2，可通过抑制细胞增殖及血管新生发挥抗肿瘤作用。乐伐替尼（lenvatinib）作为一种多靶点抑制剂，可靶向作用于 VEGFR1-3、PDGFR α 及 FGFR1-4，在首次治疗的进展期 HCC 中的效果并不比索拉非尼差。阿帕替尼（apatinib）作为一种高度选择性地抑制 VEGFR-2 的酪氨酸激酶活性的抗血管生成靶向药物，在多种实体恶性肿瘤中表现出较好的抗肿瘤效应，同时具有良好的耐受性。芦莫西单抗（ramucirumab）是靶向 VEGFR2 的单克隆抗体，可特异性抑制 VEGF 与 VEGFR2 结合，进而抑制血管新生过程，作为进展期 HCC 的二线靶向治疗用药时并未得到阳性结果。

此外，研究还发现 EGFR 在 HCC 内呈明显高表达，并已被证实与 HCC 的发生及生长密切相关。目前针对 EGFR 的靶向治疗药物包括以下两类：一类为可结合至 EGFR 的细胞外结构域，从而抑制 EGFR 与配体结合的单克隆抗体，如西妥昔单抗（cetuximab）和帕尼单抗（panitumumab）。目前已有 II 期临床研究证实西妥昔单抗可延长部分 HCC 患者的无瘤生存时间。另一类为小分子酪氨酸激酶抑制剂，如吉非替尼和埃罗替尼（erlotinib），均为喹唑啉衍生物，可以与 ATP 竞争结合酪氨酸受体结合域从而抑制 HCC 生长。其中埃罗替尼联合索拉非尼并不改善进展期 HCC 患者预后。

（二）Ras/Raf/Mek/Erk 信号通路

Ras/Raf/Mek/Erk 信号通路在 HCC 发生发展中起着重要作用，也是 HCC 靶向治疗的研究热点之一。索拉非尼也能通过有效抑制这个通路中的丝氨酸 / 苏氨酸激酶，抑制肿瘤细胞增殖，和其抗血管生成功能一道发挥抗癌作用。

MET 是 HGF 的受体，激活后可增强肿瘤细胞迁移、侵袭的能力。靶向 MET 的药物主要有替凡替尼（tivantinib）和卡博替尼（cabozantinib）。替凡替尼是一种选择性的非 ATP 竞争性的 MET 抑制剂，具有广谱抗肿瘤活性。在最近公布的一项 III 期临床研究显示，作为进展期 HCC 二线治疗用药并未得到预期效果。卡博替尼是受体酪氨酸激酶抑制剂，有两个靶点：MET 及 VEGFR，其可通过阻断 HGF 介导的 MET 信号通路抑制肿瘤细胞迁移和侵袭，在 II 期临床试验中显示出一定的疗效，目前已开展 III 期临床试验。

（三）PI3k/Akt/mTOR 信号通路

PI3K/Akt/mTOR 是能够调控 HCC 生长并与患者预后密切相关的重要信号通路。PI3k 与配体结合后可以进一步激活丝氨酸 / 苏氨酸蛋白激酶 Akt，其下游是 mTOR，能够调控肿瘤细胞增殖及血管生成相关的基因，如 *c-myc*、*cyclin D1* 和 *HIF-1a* 的翻译。

PI3K 抑制剂 wortmannin 和 LY294002 对 HCC 的动物模型治疗有效。Akt 抑制剂 perifosine 能有效治疗 HCC 并已进入临床试验。西罗莫司（sirolimus）是通过抑制 mTOR，下调 HIF-1α 的表达及 VEGF 的合成与分泌，阻止肿瘤进展及血管生成，从而有效地抑制 HCC 生长，因此对于需要肝移植治疗的 HCC 患者可能具有重要意义。最近的一项 III 期临床研究结果显示，西罗莫司尽管未提高肝移植患者术后远期生存（> 5 年），但在近期（3～5 年）无复发生存及总体生存方面可获益，尤其是低复发风险的移植患者，这一研究结果为优化 HCC 患者肝移植术后的免疫抑制的方案提供了循证医学依据。此外，在进展期 HCC 的 III 期临床研究中，其与索拉非尼联合应用也显示出一定疗效，但其单药效果有待进一步探讨。另外，作为 mTOR 另一种抑制剂的依维莫司，在二线靶向治疗药物的 III 期临床研究中却并未显示出生存获益。

（四）Wnt/β-catenin 信号通路

Wnt/β-catenin 信号通路在 HCC 形成中具有重要作用。β-catenin 作为 Wnt 信号通路的核心蛋白，被激活后由细胞质进入细胞核，与转录因子 Tcf/Lef 共激活后，促进细胞增殖（cyclin D1）、抗凋亡及促血管生成等基因的转录。研究表明，50%～70% 的 HCC 组织中存在 β-catenin 的高表达。采用锁链核苷酸技术靶向抑制 β-catenin 后 HCC 细胞增殖受到抑制，细胞凋亡增加。此外，研究者还发现，采用 GPC3 的单克隆抗体可在体外实验中抑制 HCC 细胞的 Wnt/β-catenin 信号通路进而发挥抗肿瘤效应。但上述研究仍有待临床研究进一步证实。

（五）细胞周期相关因子

异常表达的细胞周期蛋白（cyclins）及细胞周期相关蛋白激酶（CDKs）已被发现与 HCC 的发生密切相关。通过抑制 cyclin D1 可抑制 HCC 细胞增殖。Haider 等采用拮抗 CDK1/2/5/7/9 的复合物 BA-12/14 可诱导细胞周期停滞并促进细胞凋亡过程。Jiang 等在体内外实验中发现抑制 CDK5 以及联合 DNA 损伤制剂可作为 HCC 靶向治疗的新方法。此外，相应的小分子抑制剂也在研制中，夫拉平度（flavopiridol）可选择性抑制 CDK2 和 CDK4，目前正有其与伊立替康（irinotecan）联合治疗 HCC 的临床研究。

（六）NF-κB 信号通路

炎症是 HCC 形成的重要的背景因素，而 NF-κB 信号通路在此过程中至关重要。选择性 NF-κB 抑制剂如硼替佐米（bortezomib）被证实对 HCC 治疗十分有效，目前处于临床试验阶段。

二、靶向治疗疗效评价

关于靶向治疗疗效评价，既往采用 RECIST 标准，目前多采用 mRECIST 标准。两者主要区别在于后者强调强化病灶的体积变化，可更有效地对肿瘤靶向治疗的实际效果进行更准确的评价。mRECIST 评价标准针对靶向病灶、非靶向病灶、新增病灶及治疗反应情况及总体治疗反应情况进行评估，具有更好的实用性和有效性（表 12-1）。

表 12-1　传统 RECIST 标准与 mRECIST 标准对比

疗效	传统 RECIST	mRECIST
CR	所有目标病灶消失	所有目标病灶动脉期增强显影均消失
PR	基线病灶长径综合缩小 ≥ 30%	目标病灶(动脉期增强显影)的直径总和缩小 ≥ 30%
SD	缩小未达 PR 或增加未到 PD	缩小未达 PR 或增加未到 PD
PD	病灶长径总和增加 ≥ 20% 或出现新病灶	目标病灶(动脉期增强显影)的直径总和增加 ≥ 20% 或出现新病灶

CR：完全缓解；PR：部分缓解；SD：疾病稳定；PD：疾病进展。

第二节　肝癌靶向治疗

HCC 是一种高度异质性的疾病，治疗上存在诸多挑战，目前仍以手术、局部治疗、靶向治疗为主，无其他更好的治疗手段。进展期 HCC 患者，多存在严重肝硬化或残余肝体积不够的问题，难以耐受手术切除。因此，靶向治疗成为中晚期 HCC 患者治疗的重要手段之一，尤其是针对无法手术切除或局部治疗后复发、转移的患者。

索拉非尼（sorafenib）的问世开启了 HCC 分子靶向治疗的新篇章，是目前唯一被推荐用于不可切除晚期 HCC 的标准一线治疗药物，也是首个可显著提高进展期 HCC 患者总体生存的全身治疗药物。接受索拉非尼治疗的患者总体中位生存期从 7.9 个月提升至 10.7 个月，中位无进展生存期从 2.8 个月提升至 5.5 个月。依据 2017 年中国《原发性肝癌诊疗规范》，索拉非尼治疗中晚期 HCC 适应证：Child 分级 A 级或 B 级合并病灶数目 ≥ 4 个；或血管侵犯；或肝外转移。由于索拉非尼存在耐药性和耐受性的问题，仍有待开发其他有效的靶向治疗药物。目前已有多个一、二线靶向药物进入Ⅲ期临床研究，但尚未发现治疗效果优于索拉非尼。但索拉非尼临床疗效容易受肝炎病毒感染的影响。

2017 年 6 月美国临床肿瘤学会（ASCO）年后报道了仑伐替尼（lenvatinib）一线治疗不可切除 HCC 的Ⅲ期临床试验（REFLECT）取得成功。本次会议中，中国人民解放军第八一医院秦叔逵教授首次介绍了 REFLECT 研究的中国患者亚组分析结果。在中国内地、中国台湾、中国香港患者亚群中，仑伐替尼的总体生存时间上达到了非劣效性的统计标准，且显著延长 4.8 个月（15.0 个月 vs.10.2 个月，HR 为 0.73，P=0.02620）。同时，在无进展生存（PFS）、疾病进展时间（TTP）和客观缓解率（ORR）三个次要研究终点方面均显著优于索拉非尼。

多项研究证实，江苏恒瑞医药自主研制的阿帕替尼（apatinib）治疗晚期 HCC 患者是安全而有效的。天津医科大学肿瘤医院 22 例晚期 HCC 患者服用阿帕替尼（500mg/d 或 250mg/d）治疗后，患者的中位疾病进展时间为 10.4 个月，50% 的患者存活时间大于 11.4 个月。完全缓解、部分缓解、疾病稳定和疾病进展率分别为 0%、40.9%、40.9% 和 18.2%。最常见的阿帕替尼相关不良事件是手足皮肤反应（81.8%）和腹泻（77.3%）。该研究表明阿帕替尼耐受性良好，对晚期 HCC 的治疗非常有效。另外一项前瞻性研究也表明，阿帕替尼治疗 31 例中晚期 HCC 患者，部分缓解 10 例（32.26%），病情稳定 15 例（48.39%）和疾病进展 6 例（19.35%）。有效率和疾病控制率分别为 32.26% 和 80.65%。中位疾病进展时间为 4.8 个月。此外，6 个月和 12 个月的总体生存率分别为 73.8% 和 55.4%。

最新研究发现索拉非尼治疗 HCC 后出现疾病进展，再使用瑞戈非尼（regorafenib）治疗，结果发现患者中位生存期相对安慰剂组得到显著改善（10.6 个月 vs.7.8 个月，$P <$ 0.001）。此外，在无进展生存期、疾病进展时间、客观缓解率、疾病控制率等方面均得到阳性结果。根据这一结果，FDA 在 2017 年批准了瑞戈非尼用于索拉非尼治疗后疾病进展的 HCC 患者。近年来，采用两种或多种靶向药物联合应用，以及以靶向治疗为主的综合治疗成为进展期 HCC 治疗研究的热点。

HCC 伴下腔静脉癌栓（inferior vena cava tumor thrombosis，IVCTT）的患者预后较差，接受非手术治疗的患者 1 年生存率 < 25%，平均生存时间仅为 4 个月；不接受治疗的患者 1 年生存率为 0%，平均生存时间仅为 3 个月。靶向治疗是这类患者的重要治疗措施，

目前仍以索拉非尼报道为主。Matoba 等报道单用索拉非尼治疗 1 例 HCC 伴 IVCTT 患者，以 800mg/d 作为起始治疗量，治疗 2 周后出现手足皮肤不良反应，随后减量至 400mg/d 持续 1 年，影像学显示肝内肿瘤体积增大，双肺多发转移，但腹膜播散和 IVCTT 变化不明显，患者存活 19 个月。说明索拉非尼可能使 HCC 伴 IVCTT 患者获得长期生存机会。

索拉非尼常规推荐用法为 400mg，每日 2 次口服。最常见的不良反应为腹泻、体重下降、手足综合征、皮疹、心肌缺血以及高血压等。一般发生在治疗开始后的 2～6 周内。但药物使用终止率仅 10%，显示出较好的安全性。相对于肝功能 Child B 级而言，Child A 级的 HCC 患者生存获益更明显。

第三节　以靶向药物为主的综合治疗

分子靶向治疗作为系统性治疗方法的一种，在无法手术的进展期或中晚期 HCC 治疗中占有重要地位。但在索拉非尼应用于临床之后，人们也发现索拉非尼使用后可诱发 HCC 细胞耐药，导致患者使用后疾病继续进展。因此，在临床治疗过程中，有研究者逐渐将索拉非尼与其他局部治疗方法联合应用于中晚期 HCC，以达到降低副作用、提高疗效的目标。针对 HCC 伴 IVCTT 的治疗，相关研究仍以少量病例报道为主，其应用价值有待进一步评价。

一、靶向治疗联合手术治疗

（一）手术联合术后靶向治疗

由于在 30%～40% 的小 HCC 标本当中发现有微血管侵犯，因此有研究者认为在术后使用索拉非尼可能可以降低其术后复发率。但 2015 年发表的 STORM 研究表明，根治性 HCC 切除术或消融术后使用索拉非尼不能延长其无瘤生存时间。来自四川大学华西医院的回顾性病例对照研究发现，在 BCLC B 期 HCC 肝切除术后使用索拉非尼可延长总生存率，在 C 期患者中未见生存获益。但肝切除术后使用索拉非尼并未延迟肿瘤复发时间。

（二）术前靶向治疗和手术

多篇个案报道使用索拉非尼联合手术治疗 HCC 伴 IVCTT 患者取得较好的效果。Barbier 等报道两例 HCC 伴 IVCTT 患者在使用索拉非尼 9 个月后肿瘤体积显著缩小，停药一个月后实施右半肝切除＋癌栓取出术，术后无瘤生存超过 6 个月。Nakamura 等对一例侵犯右肝静脉、下腔静脉的 HCC 患者应用 TACE 及 3D 适形放疗后再使用索拉非尼 3 个月，经再评估能够进行根治性切除术，停药一个月后实施右半肝切除和癌栓取出术，术后 4 年患者未再复发。Kitajima 等也报道一例伴左门静脉、肝中静脉癌栓以及肺转移的 HCC 患者在使用索拉非尼后，肿瘤原发灶缩小，肺转移灶及左门静脉癌栓消失。但肝中静脉癌栓延伸至下腔静脉，经使用 ERBT 放疗后缩小。初始治疗 5 个月后行中肝切除＋癌栓取出术，术后 9 个月未发现肿瘤复发。在 Hyuga 等报道 HCC 伴门脉、右心房癌栓治疗病例中，首先采用手术切除肝内病灶及右心房癌栓，随后采取经肝动脉灌注化疗及索拉非尼治疗，术后 35 个月依然存活。

HCC 伴 IVCTT 患者在使用索拉非尼后出现降期，从而获得根治性手术机会。但目前仍无充分的临床依据能证明索拉非尼联合手术治疗能有显著的生存获益，需要大宗前瞻性研究进一步证实。

二、靶向治疗联合放射治疗

根据 2017 年中国《原发性肝癌诊疗规范》，放疗可作为Ⅲ A/B 期 HCC 治疗方法之一。索拉非尼的抗血管生成作用可能有助于通过改变肿瘤氧合来增强肿瘤对放射的敏感性，而抗增殖作用可能延缓辐射区域以外的疾病进展。此外，放疗可以通过减少局部肿瘤负荷来提高索拉非尼治疗的总体反应率。基于这些原理，索拉非尼和放疗联合治疗可能是一种新的治疗策略，具有更强的抗肿瘤作用。

小样本临床研究报道，放疗联合靶向治疗可有效改善晚期 HCC 的预后。来自日本的一项回顾性研究发现使用 30～60Gy（中位剂量 50Gy）的三维适形放疗联合常规剂量的索拉非尼治疗 BCLC 分期 C 期患者，相较单用索拉非尼可显著延长肝外病灶或血管侵犯患者的无进展生存期、无进展生存期及总生存期，而副作用并无显著增加。而对于 HCC 伴 IVCTT 的患者，放疗联合索拉非尼可有效控制癌栓以及原发病灶的进展，同时联合经肝动脉灌注化疗甚至表现为 IVCTT 消失，但均为个案报道，仍需大样本多中心的临床对照研究来证实。

三、靶向治疗联合介入治疗

经导管肝动脉化疗栓塞术（transcatheter arterial chemoembolization，TACE）是不可切除的 HCC 患者首选局部治疗方法之一。TACE 可以将不同的化疗药物直接注入肿瘤的供应血管，同时利用特殊的栓塞物质阻断肿瘤的血液供应。TACE 联合靶向治疗理论依据如下：首先，TACE 所引起的大量的缺血坏死能触发血管生成因子如 VEGF 及血管生成素水平的增加；其次，动脉栓塞导致的缺氧除了抑制凋亡还能促进肿瘤细胞的增殖。针对上调的 VEGF 及其他血管生成因子的靶向治疗联合 TACE 可以实现协同治疗的效应。

研究表明 TACE 联合靶向药物治疗（术前或术后）能延长进展期 HCC 复发时间，提高生存率。一项病例数超过 3000 例的全球性多中心前瞻性非干预性研究（GIDEON 研究）比较了 TACE 术后使用索拉非尼和单独使用索拉非尼的预后，证实联合治疗可安全应用于进展期 HCC 的治疗中，且中位生存率更高。但是总病例数为 307 例的 SPACE 研究却得出了阴性结果。因此，分子靶向药物联合 TACE 治疗中晚期 HCC 的有效性仍有待进一步的临床研究结果来证实。靶向治疗联合介入治疗 HCC 伴 IVCTT 的研究仍以个案报道为主。Gao 等报道 2 例 TACE 联合索拉非尼治疗 HCC 伴 IVCTT，总体生存时间分别长达 35 和 44 个月，显示了良好的效果。

（王 恺 邹书兵）

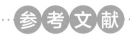

1. Llovet JM, Ricci S, Mazzaferro V, et al. Sorafenib in advanced hepatocellular carcinoma. N Engl J Med, 2008, 359(4):378-390.

2. Cheng AL, Kang YK, Chen Z, et al. Efficacy and safety of sorafenib in patients in the Asia-Pacific region with advanced hepatocellular carcinoma: a phase III randomised, double-blind, placebo-controlled trial. Lancet Oncol, 2009, 10(1):25-34.

3. Bruix J, Reig M, Sherman M. Evidence-based diagnosis, staging, and treatment of patients with hepatocellular carcinoma. Gastroenterology, 2016, 150(4):835-853.

4. Bruix J, Qin S, Merle P, et al. Regorafenib for patients with hepatocellular carcinoma who progressed on sorafenib treatment (RESORCE): a randomised, double-blind, placebo- controlled, phase 3 trial. Lancet, 2017, 389(10064):56-66.

5. Lin J, Wu L, Bai X, et al. Combination treatment including targeted therapy for advanced hepatocellular carcinoma. Oncotarget, 2016, 7(43):71036-71051.

6. Dhanasekaran R, Venkatesh SK, Torbenson MS, et al. Clinical implications of basic research in hepatocellular carcinoma. J Hepatol, 2016, 64(3):736-745.

7. Ding XX, Zhu QG, Zhang SM, et al. Precision medicine for hepatocellular carcinoma: driver mutations and targeted therapy. Oncotarget, 2017, 8(33):55715-55730.

8. Ohri N, Kaubisch A, Garg M, et al. Targeted therapy for hepatocellular carcinoma. Semin Radiat Oncol, 2016, 26(4):338-343.

9. Wilhelm SM, Dumas J, Adnane L, et al. Regorafenib (BAY 73-4506): a new oral multikinase inhibitor of angiogenic, stromal and oncogenic receptor tyrosine kinases with potent preclinical antitumor activity. Int J Cancer, 2011, 129(1):245-255.

10. Zhu AX, Park JO, Ryoo BY, et al. Ramucirumab versus placebo as second-line treatment in patients with advanced hepatocellular carcinoma following first-line therapy with sorafenib (REACH): a randomised, double-blind, multicentre, phase 3 trial. Lancet Oncol, 2015, 16(7):859-870.

11. Kudo M, Finn RS, Qin S, et al. Lenvatinib versus sorafenib in first-line treatment of patients with unresectable hepatocellular carcinoma: a randomised phase 3 non-inferiority trial. Lancet, 2018.doi: 10.1016/S0140-6736(18)30207-1.

12. Kou P, Zhang Y, Shao W, et al. Significant efficacy and well safety of apatinib in an advanced liver cancer patient: a case report and literature review. Oncotarget, 2017, 8(12):20510-20515.

13. Zhu AX, Rosmorduc O, Evans TR, et al. SEARCH: a phase III, randomized, double-blind, placebo-controlled trial of sorafenib plus erlotinib in patients with advanced hepatocellular carcinoma. J Clin Oncol, 2015, 33(6):559-566.

14. Rimassa L, Assenat E, M P, et al. Second-line tivantinib (ARQ 197) vs placebo in patients (Pts) with MET-high hepatocellular carcinoma (HCC): results of the METIV-HCC phase III trial. Proc Am Soc Clin Oncol, 2017, 35:4000.

15. Xiang Q, Chen W, Ren M, et al. Cabozantinib suppresses tumor growth and metastasis in

hepatocellular carcinoma by a dual blockade of VEGFR2 and MET. Clin Cancer Res, 2014, 20(11): 2959-2970.

16. Kelley RK, Verslype C, Cohn AL, et al. Cabozantinib in hepatocellular carcinoma: results of a phase 2 placebo-controlled randomized discontinuation study. Ann Oncol, 2017, 28(3):528-534.

17. Adjei AA, Hidalgo M. Treating cancer by blocking cell signals. J Clin Oncol, 2005, 23(23):5279-5280.

18. Chen L, Kang QH, Chen Y, et al. Distinct roles of Akt1 in regulating proliferation, migration and invasion in HepG2 and HCT 116 cells. Oncol Rep, 2014, 31(2):737-744.

19. Samarin J, Laketa V, Malz M, et al. PI3K/AKT/mTOR-dependent stabilization of oncogenic far-upstream element binding proteins in hepatocellular carcinoma cells. Hepatology, 2016, 63(3):813-826.

20. Manzia TM, Angelico R, Toti L, et al. The efficacy and safety of mammalian target of rapamycin inhibitors ab initio after liver transplantation without corticosteroids or induction therapy. Dig Liver Dis, 2016, 48(3):315-320.

21. Geissler EK, Schnitzbauer AA, Zulke C, et al. Sirolimus use in liver transplant recipients with hepatocellular carcinoma: a randomized, multicenter, open-label phase 3 trial. Transplantation, 2016, 100(1):116-125.

22. Kelley RK, Nimeiri HS, Munster PN, et al. Temsirolimus combined with sorafenib in hepatocellular carcinoma: a phase I dose-finding trial with pharmacokinetic and biomarker correlates. Ann Oncol, 2013, 24(7):1900-1907.

23. Zhu AX, Kudo M, Assenat E, et al. Effect of everolimus on survival in advanced hepatocellular carcinoma after failure of sorafenib: the EVOLVE-1 randomized clinical trial. JAMA, 2014, 312(1):57-67.

24. Farra R, Dapas B, Baiz D, et al. Impairment of the Pin1/E2F1 axis in the anti-proliferative effect of bortezomib in hepatocellular carcinoma cells. Biochimie, 2015, 112:85-95.

25. Wong CM, Fan ST, Ng IO. beta-Catenin mutation and overexpression in hepatocellular carcinoma: clinicopathologic and prognostic significance. Cancer, 2001, 92(1):136-145.

26. Delgado E, Okabe H, Preziosi M, et al. Complete response of Ctnnb1-mutated tumours to beta-catenin suppression by locked nucleic acid antisense in a mouse hepatocarcinogenesis model. J Hepatol, 2015, 62(2):380-387.

27. Gao W, Kim H, Feng M, et al. Inactivation of Wnt signaling by a human antibody that recognizes the heparan sulfate chains of glypican-3 for liver cancer therapy. Hepatology, 2014, 60(2):576-587.

28. Huang XH, Jian WH, Wu ZF, et al. Small interfering RNA (siRNA)-mediated knockdown of macrophage migration inhibitory factor (MIF) suppressed cyclin D1 expression and hepatocellular carcinoma cell proliferation. Oncotarget, 2014, 5(14):5570-5580.

29. Haider C, Grubinger M, Reznickova E, et al. Novel inhibitors of cyclin-dependent kinases combat hepatocellular carcinoma without inducing chemoresistance. Mol Cancer Ther, 2013, 12(10):1947-1957.

30. Jiang W, Huang H, Ding L, et al. Regulation of cell cycle of hepatocellular carcinoma by NF90 through

modulation of cyclin E1 mRNA stability. Oncogene, 2015, 34(34):4460-4470.

31. Matoba H, Seta S. Survival after sorafenib treatment for advanced recurrent hepatocellular carcinoma with tumor thrombus in the inferior vena cava. Gan To Kagaku Ryoho, 2015, 42(12):1567-1569.

32. Therasse P, Arbuck SG, Eisenhauer EA, et al. New guidelines to evaluate the response to treatment in solid tumors. European Organization for Research and Treatment of Cancer, National Cancer Institute of the United States, National Cancer Institute of Canada. J Natl Cancer Inst, 2000, 92(3):205-216.

33. Lencioni R, Llovet JM. Modified RECIST (mRECIST) assessment for hepatocellular carcinoma. Semin Liver Dis, 2010, 30(1):52-60.

34. Wang JH, Changchien CS, Hu TH, et al. The efficacy of treatment schedules according to Barcelona Clinic Liver Cancer staging for hepatocellular carcinoma - survival analysis of 3892 patients. Eur J Cancer, 2008, 44(7):1000-1006.

35. Bruix J, Takayama T, Mazzaferro V, et al. Adjuvant sorafenib for hepatocellular carcinoma after resection or ablation (STORM): a phase 3, randomised, double-blind, placebo-controlled trial. Lancet Oncol, 2015, 16(13):1344-1354.

36. Zhuang L, Wen T, Xu M, et al. Sorafenib combined with hepatectomy in patients with intermediate-stage and advanced hepatocellular carcinoma. Arch Med Sci, 2017, 13(6):1383-1393.

37. Barbier L, Muscari F, Le Guellec S, et al. Liver resection after downstaging hepatocellular carcinoma with sorafenib. Int J Hepatol, 2011, 2011:791013.

38. Nakamura K, Beppu T, Hayashi H, et al. Recurrence-free survival of a hepatocellular carcinoma patient with tumor thrombosis of the inferior vena cava after treatment with sorafenib and hepatic resection. Int Surg, 2015, 100(5):908-914.

39. Yu WC, Zhang KZ, Chen SG, et al. Efficacy and safety of apatinib in patients with intermediate/advanced hepatocellular carcinoma: A prospective observation study.Medicine (Baltimore),2018,97(3):e9704.

40. Kong Y, Sun L, Hou Z, et al. Apatinib is effective for treatment of advanced hepatocellular carcinoma. Oncotarget, 2017,8(62):105596-105605.

41. Kitajima T, Hatano E, Mitsunori Y, et al. Complete pathological response induced by sorafenib for advanced hepatocellular carcinoma with multiple lung metastases and venous tumor thrombosis allowing for curative resection. Clin J Gastroenterol, 2015, 8(5):300-305.

42. Hyuga S, Tomokuni A, Tomimaru Y, et al. Long-term survival in a case of advanced hepatocellular carcinoma with tumor thrombus in the portal vein and the right atrium (vp4,vv3) treated successfully with multidisciplinary therapies. Gan To Kagaku Ryoho, 2014, 41(12):2130-2132.

43. Wada Y, Takami Y, Matsushima H, et al. The safety and efficacy of combination therapy of sorafenib and radiotherapy for advanced hepatocellular carcinoma: a Retrospective study. Intern Med, 2017. doi: 10.2169/internalmedicine.9826-17.

44. Yoshikawa T, Nomi T, Hokuto D, et al. A case of advanced hepatocellular carcinoma, its disease progression could be controlled by multimodal treatment. Gan To Kagaku Ryoho, 2016, 43(12): 1754-1756.

45. Lin XJ, Li QJ, Lao XM, et al. Transarterial injection of recombinant human type-5 adenovirus H101 in combination with transarterial chemoembolization (TACE) improves overall and progressive-free

survival in unresectable hepatocellular carcinoma (HCC). BMC Cancer, 2015, 15:707.

46. Larkin J, Chiarion-Sileni V, Gonzalez R, et al. Combined nivolumab and ipilimumab or monotherapy in untreated melanoma. N Engl J Med, 2015, 373(1):23-34.

47. Abdel-Rahman O, Elsayed ZA. Combination trans-arterial chemoembolization (TACE) plus sorafenib for the management of unresectable hepatocellular carcinoma: a systematic review of the literature. Dig Dis Sci, 2013, 58(12):3389-3396.

48. Geschwind JF, Kudo M, Marrero JA, et al. TACE Treatment in patients with sorafenib-treated unresectable hepatocellular carcinoma in clinical practice: final analysis of GIDEON. Radiology, 2016, 279(2):630-640.

49. Lencioni R, Llovet JM, Han G, et al. Sorafenib or placebo plus TACE with doxorubicin-eluting beads for intermediate stage HCC: The SPACE trial. J Hepatol, 2016, 64(5):1090-1098.

50. Gao HJ, Xu L, Zhang YJ, et al. Long-term survival of patients with hepatocellular carcinoma with inferior vena cava tumor thrombus treated with sorafenib combined with transarterial chemoembolization: report of two cases and literature review. Chin J Cancer, 2014, 33(5):259-264.

第十三章
肝癌伴下腔静脉癌栓的免疫治疗

肝细胞性肝癌（hepatocellular carcinoma，HCC）是常见的肝恶性肿瘤之一，在全球范围，发病率居所有恶性肿瘤中第 5 位，死亡率居第 2 位；在中国，HCC 的发病率居第 3 位。HCC 的预后很大程度上取决于初诊的临床分期。HCC 合并下腔静脉癌栓是晚期 HCC 的一种特殊形式，预后差，多以综合治疗为主。

第一节 肿瘤免疫治疗

免疫治疗是目前晚期实体瘤治疗的重要手段之一。经过几十年的长足发展，历经肿瘤细胞因子治疗（包含白介素、干扰素及一些多肽类的衍生物等）、肿瘤疫苗治疗、细胞免疫治疗以及免疫检查点治疗几个阶段。近年来，肿瘤免疫治疗取得重大进展，《科学》杂志将其列为 2013 年十大科学突破的首位。美国食品药品监督管理局（FDA）从 2014 年至今已相继审批程序性死亡因子 1（programmed cell death protein 1，PD-1）及其配体（programmed cell death-Ligand 1，PD-L1）在晚期恶性黑色素瘤、肾癌、非小细胞肺癌、头颈部肿瘤的治疗。同时，嵌合抗原受体 T 细胞（chimeric antigen receptor T-cell immunotherapy，CAR-T）在血液及实体肿瘤中的应用，于 2017 年获得 FDA 优先审批资格。目前，在全球范围内，数千个免疫治疗相关的临床研究正在开展，免疫治疗正在改变着恶性肿瘤的治疗格局。

病理情况下，免疫抑制配体及受体、微环境中多种免疫抑制细胞通过不同机制介导 HCC 的免疫耐受，阻碍免疫反应杀伤癌细胞。这一过程，与免疫细胞表面免疫检查点的存在及微环境中抑制性细胞的高度浸润有关。前者有 CTLA-4、PD-1/PD-L1、淋巴细胞活化基因 3 等；后者有髓样抑制性细胞、调节性 T 细胞（Treg 细胞）等。在复杂的免疫微环境背景下，免疫治疗发展至精准治疗仍有漫长的路要走。

抗肿瘤免疫的核心是细胞免疫，体液免疫为辅，其包含七个关键步骤：①肿瘤细胞有效暴露、释放抗原；②抗原递呈细胞捕捉及加工抗原；③抗原递呈细胞有效激活并产生效应性 T 细胞；④效应性 T 细胞趋化至肿瘤微环境；⑤效应性 T 细胞归巢，浸润至肿瘤微环境；⑥微环境中的效应性 T 细胞有效识别肿瘤；⑦效应性 T 细胞克服微环境中各种免疫抑制因素，最终杀灭肿瘤。

基于以上步骤，临床上可针对性地采用不同免疫治疗策略：①传统放疗、化疗、局部射频等治疗，适当运用可促进抗原释放，达到肿瘤原位疫苗的目的。同时，局部放疗还可部分重塑肿瘤微环境状态；②肿瘤疫苗，包括广谱瘤苗、DC 疫苗以及新型的新抗原疫苗；③粒细胞巨噬细胞刺激因子，与局部治疗恰当联用，可有效加强抗原呈递、促进效应性 T

细胞激活；④输注过继免疫细胞，包括细胞因子诱导杀伤细胞（cytokine-induced killer cell，CIK）、DC-CIK 等非特异性免疫细胞，以及目前新型的特异性过继细胞，如抗原特异性细胞毒性 T 淋巴细胞（cytotoxic lymphocyte，CTL）、CAR-T 等；⑤抗血管生成药物，可逆转、重塑肿瘤微环境的不成熟微血管，使紊乱血管正常化、增加微环境灌注，理论上可增加部分效应性 T 细胞的浸润；⑥细胞毒 T 淋巴细胞相关抗原 4（cytotoxic T-lymphocyte associated protein 4，CTLA-4）以及 PD-1/PD-L1 单抗：CTLA-4 是在抗原呈递阶段的 checkpoint，被阻断后可有效刺激效应性 T 细胞生成。PD-1/PD-L1 是在效应性 T 细胞杀伤肿瘤阶段的 checkpoint，其阻断可有效激活微环境中效应性 T 细胞，达到直接杀瘤效应。

第二节　肝癌免疫治疗策略

目前在临床上，应用于 HCC 的免疫治疗手段主要有细胞因子治疗、过继细胞免疫治疗（adoptive cell transfer therapy，ACT）、肿瘤疫苗治疗、免疫检查点抑制剂治疗等。目前尚无针对 HCC 合并肝静脉 / 下腔静脉癌栓的免疫治疗，本章将重点介绍现阶段晚期 HCC 免疫治疗的几种策略及临床研究。

一、过继细胞免疫治疗

ACT 是分离自体或者异体的外周血单核细胞，在体外扩增培养成具有抗肿瘤活性的免疫效应细胞，并回输于人体，以达到杀伤肿瘤或者延缓肿瘤进展的目的。目前，常见的有肿瘤浸润淋巴细胞（tumor infiltrating lymphocytes，TIL）、CIK、DC-CIK 细胞、CAR-T 以及 TCR-T 细胞等。

TIL 细胞是主要的抗肿瘤效应细胞，具有特异性高、不良反应小等优点，但其体外大量扩增是一大难点。在转移性恶性黑色素瘤患者中，TIL 细胞显示出了很好的抗肿瘤活性。有基础研究表明，对于乙肝病毒相关 HCC，其肿瘤细胞产生 IL-10 过少与 TIL 活性增强有关。因此，TIL 细胞治疗虽然尚未应用于 HCC 临床治疗，但仍是一个很好的研究方向。

CIK 细胞是将同体及异体 T 细胞在体外激活、扩增后产生的一群异质性细胞，主要亚型有 $CD_3^+CD_{56}^+$ 双阳性 NKT 细胞、$CD_3^-CD_{56}^+$ NK 细胞、CD_8^+ T 细胞等。其中 $CD_3^+CD_{56}^+$ 双阳性 NKT 细胞是最重要的效应细胞，兼具 T 细胞强大的抗瘤活性及 NK 细胞非 MHC 限制杀伤肿瘤的特点。有研究人员针对 CIK 作为辅助治疗的临床价值进行回顾性研究，结果表明，对 TACE 及射频消融术后的 HCC 患者行进一步 CIK 辅助治疗，可显著降低其复发及转移率。另一项Ⅲ期临床试验的结果同样表明，针对肝切除术及局部治疗后的 HCC 患者，行 CIK 免疫治疗能明显提高其无病生存率及总生存率。由此可见，CIK 细胞治疗在辅助治疗方面具有一定的应用前景。

但在晚期实体瘤上，单纯 CIK 治疗的客观有效率低，亦缺乏高级别循证医学证据的支持。重要原因之一在于 CIK 细胞异质性强、非特异性杀伤细胞成分较多，且作用机制多样，导致其优势人群不明确。同时，CIK 临床获益的判断指标也不统一。这些因素共同引起 CIK 临床应用中的诸多困惑，继而使这项治疗进入瓶颈状态。遗憾的是，2016 年的"魏则西"事件更是导致 CIK 治疗的发展停滞。因此，无论临床或科研，只有积极探索临床获益人群，才能规范有效地推行该项技术的发展。

CAR-T 细胞是近年来迅猛发展的肿瘤过继细胞免疫治疗的新手段，是通过基因修饰使 T 细胞表达特异性嵌合抗原受体（CAR），继而获得特异性识别靶抗原、杀伤靶细胞的能力，最终得以高效清除体内肿瘤细胞的治疗方法。在 CAR 的基本结构当中，可特异靶向肿瘤抗原的胞外抗原结合区、具有灵活性的铰链区协同胞内信号区的共刺激分子及 T 细胞活化基序，共同维持抗肿瘤效应的正常发挥。目前 CAR-T 的临床应用主要集中于白血病等血液恶性肿瘤中，但对于晚期实体瘤，也有部分研究展现出了很好的应用前景。一项 I 期临床试验显示，肝转移癌患者在接受抗 CEA-CAR-T 细胞治疗后，可出现血清 CEA 水平明显下降，且肝组织活检可见转移灶明显坏死或纤维化。这项研究证实了 CAR-T 在晚期实体瘤中具有一定抗肿瘤疗效，而且安全性尚可。在晚期 HCC 中，已有部分小样本的临床研究正在开展。对于血液恶性肿瘤，CAR-T 疗法疗效显著，且与化疗、骨髓移植等常规手段相比，具有更加高效、不需要配型及供体等优势；但在治疗过程中，仍存在正常组织器官受攻击的情况（脱靶效应）。这是因为除了肿瘤细胞外，人体某些正常组织也表达 CAR-T 细胞的目标抗原。因此，目标抗原的选择是决定 CAR-T 细胞特异性、有效性及安全性的关键因素。而寻找仅存于肿瘤细胞表面的特异性分子，则是推动 CAR-T 疗法进展的重要任务。另外，CAR-T 疗法的实施还存在严重毒副作用（如细胞因子风暴等）、治疗后疾病复发等诸多挑战。

总体来说，既往以 TIL 细胞、CIK 细胞为基础的过继细胞免疫治疗主要在晚期 HCC 治疗中扮演辅助治疗的角色，后续 CAR-T 细胞能否取得突破，需要更多临床研究及转化研究的证据支持。

二、肿瘤疫苗

肿瘤疫苗是利用肿瘤相关抗原或新生抗原诱导机体产生特异性免疫应答，达到治疗肿瘤的目的。HCC 肿瘤疫苗主要包括肿瘤抗原肽疫苗、DC 疫苗以及溶瘤病毒疫苗。

（一）肿瘤抗原肽疫苗

将体外合成的肿瘤抗原肽单独或与佐剂输入患者体内，以激活效应 T 细胞，诱发机体特异性抗肿瘤反应。

1. AFP 疫苗 2003 年 Butterfield 等将 AFP 衍生的多肽疫苗进行 I 期临床试验，注入 6 例晚期 HCC 患者体内，后续进行相应的免疫检测，结果显示 5 例患者体内的 AFP 多肽表位具有免疫原性，并可促进机体 AFP 特异性 CD_8^+ T 细胞免疫应答。但 II 期临床试验仅检测到一过性免疫应答。随后研究证实的 AFP 衍生肽仅在血清 AFP 水平正常或轻度升高的早期 HCC 患者中诱导 AFP 抗原特异性 CD_4（+）T 细胞应答，在健康供体和慢性肝病患者中检测不到 T 细胞反应。虽然以上研究结果不理想，但最近一项研究结果却令人鼓舞。日本学者对 AFP 衍生肽作为晚期 HCC 患者肿瘤疫苗的安全性和疗效进行了 I 期临床试验。该研究结果显示 15 例晚期 HCC 患者给予 AFP 衍生肽（AFP_{357} 和 AFP_{403}）不会引起不良事件，并产生与受体反应的 T 细胞。1 例患者完全缓解，8 例患者肿瘤处于稳定期。15 例 HCC 患者中有 4 例检测到 AFP_{357} 特异性 CD_8^+ T 细胞；研究者克隆了 14 种不同的特异性 T 细胞受体，这些 T 细胞受体对于 AFP 衍生肽有不同的亲和力，在产生治疗完全反应超过 2 年的患者身上检测到的 T 细胞受体对于 AFP 延伸肽的亲和力最高。以上研究结果有助于开发 AFP 衍生的 HCC 疫苗。

2. GPC3 疫苗　磷脂酰肌醇蛋白聚糖 3（GPC3）通过糖基磷脂酰肌醇附着于细胞表面。GPC3 表达于 60% 的 HCC 细胞，良性病变不表达。GPC3 是 HCC 免疫治疗的理想靶点。在一项非随机的、开放性的 I 期临床试验中，探讨了 GPC3 肽疫苗在 33 例晚期 HCC 患者中的安全性和有效性。结果显示 GPC3 肽疫苗耐受性良好。1 例患者为部分反应，19 例患者在治疗 2 个月后 HCC 处于稳定期。19 例患者中有 4 例出现肿瘤坏死或缩小。GPC3 肽疫苗诱导 30 例晚期 HCC 患者产生 GPC3 特异性 T 细胞应答。此外，疫苗接种后针对 GPC3 产生特异性 T 细胞应答频率与总体生存期相关。GPC3 肽疫苗特异性 T 细胞应答频率可以成为 HCC 患者接受疫苗接种总体生存期的预测标记物。在另一项研究中，用 GPC3 多肽接种的 20 例 HCC 患者中，14 例观察到 LP 特异性和 HLA- II 类限制性 CD_4^+ T 细胞应答。13 例 HCC 患者中有 8 例通过反复接种 GPC3-SP 增强了 GPC3 多肽特异性反应。此外，特异的 Th 细胞的存在与总生存期延长相关。GPC3 多肽可作为全新的免疫治疗方法用于 HCC 患者中，能提高总生存期。

（二）树突状细胞疫苗

在体外扩增树突状细胞（DC），将肿瘤特异性抗原或肿瘤抗原肽段分离，与 DC 细胞共培养，再回输到患者体内，通过 DC 的高效的抗原呈递作用激发特异性 T 细胞免疫应答，诱导肿瘤细胞死亡。2010 年获 FDA 批准的疫苗 PROVENGE（sipuleucel T）即 DC 疫苗，用于前列腺癌的治疗，是人类历史上第一支治疗性肿瘤疫苗。

多项研究结果表明，AFP 多肽、热休克蛋白 70 肽 /HBxAg 复合物、肿瘤衍生自体吞噬体、干细胞抗原、上皮细胞黏附分子等致敏 DC 疫苗，能诱导针对 HCC 特异性 T 细胞免疫应答，但需要临床试验进一步证实。

最近一项前瞻性 I / II a 期研究中，探讨了 DC 疫苗治疗在 12 例接受初次治疗 HCC（初次治疗后无肿瘤存活）患者中的安全性和有效性。在 DC 疫苗接种后的 24 周内，12 例 HCC 患者中有 9 例无肿瘤复发。大多数患者在 DC 疫苗接种后表现出增强的抗肿瘤免疫应答。DC 疫苗接种后无复发的 HCC 患者比发生复发的患者有更强的抗肿瘤免疫应答反应。肿瘤进展的中位时间在 DC 接种组为 36.6 个月，对照组为 11.8 个月（P=0.0031）。DC 疫苗在接受初次治疗 HCC 患者中的疗效较好，是 HCC 初次治疗后一种新的辅助治疗手段。但 DC 疫苗制作过程复杂、费用高、持久有效性差。

但也有临床试验发现仅少数患者可从 DC 疫苗中获益，可能与 HCC 复杂的免疫微环境相关，如微环境中各种抑制性淋巴细胞的持续活化、负性检查点通路的激活等。因此，肿瘤疫苗的临床应用仍需解决个体疗效差异大等瓶颈。

（三）溶瘤病毒疫苗

将基因工程改造的溶瘤病毒注射入肿瘤内，一方面可直接感染并溶解肿瘤细胞，另一方面可释放大量细胞因子，从而加强免疫反应、促进肿瘤清除。

Pexa-Vec（JX-594）是一种由牛痘病毒改造的溶瘤病毒疫苗。它能够在肿瘤细胞及血管中进行复制，进而发挥溶瘤作用。在一项 II a 期临床试验中，研究人员纳入 30 名未接受索拉非尼治疗的晚期 HCC 患者，随机分成两组，分别接受大剂量（1e9 pfu）及小剂量（1e8 pfu）Pexa-Vec 疫苗治疗。结果显示，大剂量组与小剂量组的中位生存期分别为 14.1 个月及 6.7 个月，差异具有统计学意义（P=0.02）。这说明了大剂量 Pexa-Vec 疫苗可有效杀死患者体内肿瘤细胞、显著延长生存期，也提示了溶瘤病毒疫苗在 HCC 治疗中可能具有较好的应用前景。同期有研究人员开展 Ⅱ b 期 TRAVERSE 研究，旨在探索 Pexa-Vec 对索拉非尼治疗失败 HCC 患者的治疗价值，目前还未达到主要研究终点。

三、免疫检查点阻断剂

T 细胞的活化需要双信号即 MHC-抗原多肽的信号和共刺激分子的信号。包括正向共刺激因子 CD27、CD28 和 CD137 通路和负向共刺激因子 CTLA4、PD-1/PD-L1 通路，其中后者常被肿瘤细胞利用对抗免疫系统。免疫检查点治疗主要针对诱导免疫耐受关键点的单克隆抗体，如针对 CTLA4 和 PD-1 的单克隆抗体。近年来，免疫检查点阻断剂在泛瘤种中取得的显著有效率及持续缓解，标志着晚期实体瘤在免疫治疗领域的突破性进展。最具代表性的就是针对 CTLA-4 靶点的抑制剂以及针对 PD-1/PD-L1 靶点的抑制剂。

（一）CTLA-4 单抗

CTLA-4 单抗是针对抗原呈递阶段的检查点，其阻断可有效刺激效应 T 细胞生成。在恶性黑色素瘤的单药治疗中，CTLA-4 单抗获得了很好的疗效；但在其他实体瘤中尚无明显突破，且临床免疫相关副作用较大，因此，目前获批的临床适应证仅限于晚期转移或不可切除的黑色素瘤。

CTLA-4 抑制剂如 Tremelimumab，在一项非对照、多中心 Tremelimumab 治疗 HCC 的 Ⅱ 期临床试验（NCT01008358）中，研究人员入组了 20 例无法手术或局部治疗，且合并有丙型肝炎的晚期 HCC 患者，所有患者均接受 Tremelimumab（CP-675，206）单药治疗。结果显示部分缓解率为 17.6%，疾病控制率为 76.4%，中位总生存时间达 8.2 月。且大多数患者出现丙肝病毒负载量显著降低，其中 3 例接近正常水平。由此可见，Tremelimumab 可能兼具抗肿瘤及抗病毒的双重效应，对合并病毒性肝炎的 HCC 患者可能带来更大获益。与此同时，尽管有 45% 的患者于治疗期间出现 3 级以上转氨酶升高，但这一不良反应仅见于初次接受 Tremelimumab 治疗的患者人群。目前 CTLA-4 单抗的进一步应用需要有更大型的 Ⅲ 期临床试验数据支持。

（二）PD-1/PD-L1 单抗

PD-1/PD-L1 单抗是针对效应性 T 细胞杀伤肿瘤阶段的检查点。静息状态下，多数的肿瘤细胞在蛋白水平不表达或只有低表达 PD-L1，仅当效应性 T 细胞浸润至肿瘤组织释放 IFN-γ 并作用于肿瘤细胞后，通过一系列的分子信号途径，PD-L1 才被诱导上调表达，从而介导了获得性免疫耐受的发生，该通路的阻断可有效激活微环境中效应性 T 细胞直接杀瘤作用。临床上，目前 PD-1/PD-L1 单抗在多个晚期肿瘤获得 FDA 的适应证，且 3～4 级副作用发生率较低，已有比较成熟的治疗经验。

1. PD-1 抑制剂

（1）PD-1 抑制剂如 Nivolumab：CheckMate 040 研究是一项开放、多中心、单臂的 Ⅰ/Ⅱ 期研究，旨在评估 Nivolumab 用于 sorafenib 治疗后进展或不可耐受的晚期 HCC 患者的疗效和安全性。该试验共有 154 例患者（亚洲患者约占 50%）入组，均接受 Nivolumab 3mg/kg、每 2 周一次的静脉给药方案。观察指标包括确认的总缓解率和缓解持续时间。结果发现，接受治疗后，有 14.3% 的患者病情缓解，完全缓解率 1.9%、部分缓解率 12.3%。在获得缓解的 22 名患者当中，缓解时间达 3.2～38.2 个月，91% 的患者缓解时间达到或超过 6 个月，55% 的患者缓解时间达 12 个月或更长。FDA 于 2017 年 9 月基于上述数据，批准 Nivolumab 用于接受过 sorafenib 治疗的 HCC 患者，成为首个晚期 HCC 获批的免疫检查点药物。

另外，有研究人员发起一项国际多中心、随机的Ⅲ期临床试验 CheckMate 459，该研究纳入 726 例未经系统治疗的晚期 HCC 患者，1∶1 随机分组后分别接受 Nivolumab 或 sorafenib 治疗，主要研究终点为 OS 及 TTP，次要研究终点为 ORR 及 PFS。该研究旨在比较 nivolumab 与 sorafenib 作为一线治疗药物的疗效及安全性，在一定程度上代表着免疫治疗在晚期 HCC 领域对靶向治疗地位的挑战。目前试验仍在进行中，预计于 2019 年完成，研究结果令人期待。

（2）PD-1 抑制剂如 Pembrolizumab：2017 年默沙东全球多中心单臂临床研究数据显示，Pembrolizumab 在 149 例错配修复蛋白及微卫星不稳定（mismatch repair/microsatellite instability，MMR/MSI）的泛瘤种患者中，客观有效率达 39.6%。根据该数据，FDA 批准 Pembrolizumab 用于晚期实体瘤合并 MMR/MSI 的患者的二线治疗。

目前有一项双盲、随机、安慰剂对照的Ⅲ期临床试验 KEYNOTE 240，该研究尚在招募中，计划入组 408 例无法手术且 sorafenib 治疗失败的 HCC 患者，2∶1 随机分组后接受 Pembrolizumab 或安慰剂治疗，主要研究终点为 PFS 和 OS。另外有一项单臂、国际多中心的Ⅱ期临床研究 KEYNOTE 224，旨在评价 Pembrolizumab 对接受过治疗的晚期 HCC 患者的疗效及安全性。该研究计划入组患者 100 例，给予 Pembrolizumab 治疗 2 年，或至出现病情进展、无法耐受不良反应。其主要研究终点为 ORR，目前已完成招募工作。

2. PD-L1 抑制剂 FDA 已批准两个免疫治疗相关靶标用以优势人群筛选：一是 PD-L1 表达丰度，是利用免疫组织化学技术，对微环境中肿瘤细胞及浸润性免疫细胞的 PD-L1 表达水平进行检测，主要应用于晚期非小细胞肺癌及胃癌的 PD-1 单抗靶标预测；另一个是 MMR/MSI 的检测。

PD-L1 抑制剂如 Durvalumab：在一项多臂、多中心的Ⅰ期研究中，研究者纳入 408 例多种实体瘤患者，其中包括 19 例 HCC。所有患者均以 Durvalumab 进行治疗，以安全性、耐受性为主要观察指标，以肿瘤大小反映的抗肿瘤疗效为次要观察指标。结果显示，所有患者中，治疗相关不良事件发生率为 46%，其中 3 级以上不良事件发生率约 7%；所有患者中 DCR 达 33%，HCC 患者中达 21%。这些都提示了 Durvalumab 作为新一代免疫检查点抑制剂，可能成为晚期 HCC 免疫治疗的新选择。

四、存在问题与展望

随着现代肿瘤免疫学、生物医学技术、基因工程等技术的迅速发展，肿瘤免疫治疗在晚期实体瘤治疗的地位日益受到重视，现已成为与手术、放疗和化疗并列的肿瘤第四大治疗策略。免疫治疗已在晚期 HCC、预防 HCC 术后复发、HCC 初次治疗后辅助治疗中显示出巨大的潜力。

但 HCC 免疫治疗仍面临很大的挑战，核心问题仍然是肝脏微环境的天然的免疫抑制状态以及缺乏理想的抗原靶标，这就是导致我们目前所见的临床上单一免疫治疗策略在晚期肝癌上的有效率均较低的重要因素。尽管如此，相信随着科学研究的不断深入、对免疫微环境理解的不断加深，以及对免疫检查点抑制剂单用或多种疗法联用的不断探索，免疫治疗将成为晚期 HCC 治疗的有力武器。

（陈　誉　林　晶）

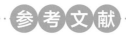

1. Torre L A, Bray F, Siegel R L, et al. Global cancer statistics, 2012. CA Cancer J Clin, 2015,65(2):87-108.

2. Chen W, Zheng R, Zeng H, et al. Annual report on status of cancer in China, 2011. Chin J Cancer Res, 2015,27(1):2-12.

3. Forner A, Llovet J M, Bruix J. Hepatocellular carcinoma. Lancet, 2012,379(9822):1245-1255.

4. Bruix J, Reig M, Sherman M. Evidence-based diagnosis, staging, and treatment of patients with hepatocellular carcinoma. Gastroenterology, 2016,150(4):835-853.

5. Pardoll D. Immunotherapy: it takes a village. Science, 2014,344(6180):149.

6. Couzin-Frankel J. Breakthrough of the year 2013. Cancer immunotherapy. Science, 2013,342(6165): 1432-1433.

7. Zheng C, Zheng L, Yoo J K, et al. Landscape of infiltrating T cells in liver cancer revealed by single-cell sequencing. Cell, 2017,169(7):1342-1356.

8. Sia D, Jiao Y, Martinez-Quetglas I, et al. Identification of an immune-specific class of hepatocellular carcinoma, based on molecular features. Gastroenterology, 2017,153(3):812-826.

9. Chen D S, Mellman I. Oncology meets immunology: the cancer-immunity cycle. Immunity, 2013, 39(1):1-10.

10. Branca M A. Rekindling cancer vaccines. Nat Biotechnol, 2016,34(10):1019-1024.

11. Sangiovanni A, Colombo M. Treatment of hepatocellular carcinoma: beyond international guidelines. Liver Int, 2016,36 Suppl 1:124-129.

12. Terzi E, Salvatore V, Negrini G, et al. Ongoing challenges in the diagnosis of hepatocellular carcinoma. Expert Rev Gastroenterol Hepatol, 2016,10(4):451-463.

13. Kvistborg P, Shu C J, Heemskerk B, et al. TIL therapy broadens the tumor-reactive CD8(+) T cell compartment in melanoma patients. Oncoimmunology, 2012,1(4):409-418.

14. Shi Y, Song Q, Hu D, et al. Tumor-infiltrating lymphocyte activity is enhanced in tumors with low IL-10 production in HBV-induced hepatocellular carcinoma. Biochem Biophys Res Commun, 2015, 461(1):109-114.

15. Jakel C E, Schmidt-Wolf I G. An update on new adoptive immunotherapy strategies for solid tumors with cytokine-induced killer cells. Expert Opin Biol Ther, 2014,14(7):905-916.

16. Huang Z M, Li W, Li S, et al. Cytokine-induced killer cells in combination with transcatheter arterial chemoembolization and radiofrequency ablation for hepatocellular carcinoma patients. J Immunother, 2013,36(5):287-293.

17. Lee J H, Lee J H, Lim Y S, et al. Adjuvant immunotherapy with autologous cytokine-induced killer cells for hepatocellular carcinoma. Gastroenterology, 2015,148(7):1383-1391.

18. Jakel C E, Schmidt-Wolf I G. An update on new adoptive immunotherapy strategies for solid tumors with cytokine-induced killer cells. Expert Opin Biol Ther, 2014,14(7):905-916.

19. Fesnak A D, June C H, Levine B L. Engineered T cells: the promise and challenges of cancer

immunotherapy. Nat Rev Cancer, 2016,16(9):566-581.

20. June C H, Maus M V, Plesa G, et al. Engineered T cells for cancer therapy. Cancer Immunol Immunother, 2014,63(9):969-975.

21. Maus M V, Fraietta J A, Levine B L, et al. Adoptive immunotherapy for cancer or viruses. Annu Rev Immunol, 2014,32:189-225.

22. Chimeric antigen receptor-modified T cells in chronic lymphoid leukemia; chimeric antigen receptor-modified T cells for acute lymphoid leukemia; chimeric antigen receptor T cells for sustained remissions in leukemia. N Engl J Med, 2016,374(10):998.

23. Porter D L, Levine B L, Kalos M, et al. Chimeric antigen receptor-modified T cells in chronic lymphoid leukemia. N Engl J Med, 2011,365(8):725-733.

24. Katz S C, Burga R A, McCormack E, et al. Phase I hepatic Immunotherapy for metastases study of intra-arterial chimeric antigen receptor-modified T-cell therapy for CEA+ liver metastases. Clin Cancer Res, 2015,21(14):3149-3159.

25. Morgan R A, Yang J C, Kitano M, et al. Case report of a serious adverse event following the administration of T cells transduced with a chimeric antigen receptor recognizing ERBB2. Mol Ther, 2010,18(4):843-851.

26. Maude S L, Barrett D, Teachey D T, et al. Managing cytokine release syndrome associated with novel T cell-engaging therapies. Cancer J, 2014,20(2):119-122.

27. Alisa A, Ives A, Pathan AA, et al. Analysis of CD4+ T-Cell responses to a novel alpha-fetoprotein-derived epitope in hepatocellular carcinoma patients. Clin Cancer Res, 2005,11(18):6686-6694.

28. Nakagawa H, Mizukoshi E, Kobayashi E, et al. Association between high-avidity T-cell receptors, induced by α-fetoprotein-derived peptides, and anti-tumor effects in patients with hepatocellular carcinoma. Gastroenterology. 2017 May;152(6):1395-1406.e10.

29. Sawada Y, Yoshikawa T, Nobuoka D,et al. Phase I trial of a glypican-3-derived peptide vaccine for advanced hepatocellular carcinoma: immunologic evidence and potential for improving overall survival. Clin Cancer Res, 2012,18(13):3686-3696.

30. Sayem MA, Tomita Y, Yuno A,et al. Identification of glypican-3-derived long peptides activating both CD8+ and CD4+ T cells; prolonged overall survival in cancer patients with Th cell response. Oncoimmunology, 2015,5(1):e1062209.

31. Carreno B M, Magrini V, Becker-Hapak M, et al. Cancer immunotherapy. A dendritic cell vaccine increases the breadth and diversity of melanoma neoantigen-specific T cells. Science, 2015, 348(6236):803-808.

32. Thara E, Dorff T B, Pinski J K, et al. Vaccine therapy with sipuleucel-T (Provenge) for prostate cancer. Maturitas, 2011,69(4):296-303.

33. Wang H, Feng F, Wang XP, et al. Dendritic cells pulsed with Hsp70 and HBxAg induce specific antitumor immune responses in hepatitis B virus-associated hepatocellular carcinoma. Mol Med Rep, 2016,13(2):1077-1082.

34. Li X, Zhang Z, Lin G,et al. Antigen-specific T cell response from dendritic cell vaccination using side population cell-associated antigens targets hepatocellular carcinoma. Tumour Biol, 2016,37(8): 11267-1178.

35. Yi Y, Han J, Zhao L,et al. Immune responses of dendritic cells combined with tumor-derived autophagosome vaccine on hepatocellular carcinoma. Chin J Cancer Res, 2015, 27(6):597-603.

36. Choi YJ, Park SJ, Park YS,et al. EpCAM peptide-primed dendritic cell vaccination confers significant anti-tumor immunity in hepatocellular carcinoma cells. PLoS One, 2018,13(1):e0190638.

37. Lee JH, Lee Y, Lee M,et al. A phase I/IIa study of adjuvant immunotherapy with tumour antigen-pulsed dendritic cells in patients with hepatocellular carcinoma. Br J Cancer, 2015,113(12):1666-1676.

38. Butterfield LH, Ribas A, Meng WS, et al. T-cell responses to HLA-A*0201 immunodominant peptides derived from alpha-fetoprotein in patients with hepatocellular cancer. Clin Cancer Res, 2003,9(16 Pt 1):5902-5908.

39. Palmer DH, Midgley RS, Mirza N, et al. A phase II study of adoptive immunotherapy using dendritic cells pulsed with tumor lysate in patients with hepatocellular carcinoma. Hepatology, 2009,49(1):124-132.

40. Tada F, Abe M, Hirooka M, et al. Phase I/II study of immunotherapy using tumor antigen-pulsed dendritic cells in patients with hepatocellular carcinoma. Int J Oncol, 2012,41(5):1601-1609.

41. Heo J, Reid T, Ruo L, et al. Randomized dose-finding clinical trial of oncolytic immunotherapeutic vaccinia JX-594 in liver cancer. Nat Med, 2013,19(3):329-336.

42. https://clinicaltrials.gov/ct2/show/NCT01387555?term=Pexa-Vec&cond= Hepatocellular+Carcinoma &draw=2&rank=5.

43. Hoos A. Development of immuno-oncology drugs - from CTLA4 to PD1 to the next generations. Nat Rev Drug Discov, 2016,15(4):235-247.

44. FDA Medication Guideline of YURVOY(ipilimumab), https://www.fda.gov/ downloads /drugs/ drugsafety/ucm249168.pdf[EB/OL].

45. Lee S J, Jang B C, Lee S W, et al. Interferon regulatory factor-1 is prerequisite to the constitutive expression and IFN-gamma-induced upregulation of B7-H1 (CD274). FEBS Lett, 2006,580(3):755-762.

46. Zou W, Wolchok J D, Chen L. PD-L1 (B7-H1) and PD-1 pathway blockade for cancer therapy: Mechanisms, response biomarkers, and combinations. Sci Transl Med, 2016,8(328):324r-328r.

47. El-Khoueiry A B, Sangro B, Yau T, et al. Nivolumab in patients with advanced hepatocellular carcinoma (CheckMate 040): an open-label, non-comparative, phase 1/2 dose escalation and expansion trial. Lancet, 2017,389(10088):2492-2502.

48. Al S B P J. A randomized，multicenter，phase 3 study of nivolumabvssorafenib as firstline treatment in patients (pts) with advanced hepatocellular carcinoma (HCC)：CheckMate-459. J Clin Oncol, 2016.

49. AXFRCS. Pembrolizumab vs best supportive care for second-line advanced hepatocellularcarcinoma: Randomized，phase 3 KEYNOTE-240 study. Ann Oncol, 2016: 27(Suppl 6)：abstr713Tip.

50. MZAKJ. Pembrolizumab in patients with previously treated advanced hepatocellular carcinoma: Phase 2 KEYNOTE-224 study. Ann Oncol, 2016: 27(Suppl 6):abstr716Tip.

51. SegalNH H H. A phase Ⅰ multi-arm dose-expansion study of the anti-programmed cell death-ligand-1 (PD-L1) antibody MEDI4736: preliminary data. Ann Oncol, 2014: 2014, 25(suppl_4): iv365.

52. Sangro B, Gomez-Martin C, de la Mata M, et al. A clinical trial of CTLA-4 blockade with tremelimumab in patients with hepatocellular carcinoma and chronic hepatitis C. J Hepatol, 2013,59(1):81-88.

53. Decatris MP, O'Byrne K J. Immune checkpoint inhibitors as first-line salvage therapy for advanced non-small-cell lung cancer. Future Oncol, 2016,12(15):1805-1822.

54. Rihawi K, Gelsomino F, Sperandi F, et al. Pembrolizumab in the treatment of metastatic non-small cell lung cancer: a review of current evidence. Ther Adv Respir Dis, 2017, 11(9):353-373.

索引

HCC 伴 HVTT 的分型　32
IVCTT/RATT 的血供来源　16

A
癌栓的血供特点　87
癌栓脱落　69

B
靶向治疗疗效评价　111

F
放射治疗　101
副肝右静脉　3
腹腔内出血　72

G
肝短静脉　3
肝后下腔静脉前间隙　6
肝静脉裂隙　6
肝静脉韧带　7
肝切除术后肝功能衰竭　74
肝下腔静脉韧带　6
过继细胞免疫治疗　120

H
化疗　95

J
经腹腔显露膈上下腔静脉　55
经皮微波消融术　92
静脉空气栓塞　68

Q
切开下腔静脉取癌栓　54
球囊导管阻断技术　53
全肝血流阻断技术　64

S
手术方法　46
手术禁忌证　45
手术切除治疗　79, 80
手术适应证　45
术前可切除性评估　62
术中出血　41
术中低血压　67
树突状细胞疫苗　122

T
体外循环　52

W
微小 RNA　21
围术期管理　62
无瘤技术　63

X
下腔静脉　4
下腔静脉造影　25

Y
药物洗脱微球　87
右肝静脉　1

Z
中肝静脉　2
肿瘤分子靶向治疗　109
肿瘤疫苗　121
转型处理　51
左肝静脉　3

55检